Yoga
para mayores

Ejercicios para disfrutar de más salud y vitalidad

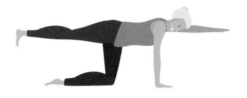

MARÍA ROSELLÓ, *Narayani*
(profesora de yoga)

© 2022, Redbook Ediciones, s. l., Barcelona

Diseño de cubierta: Regina Richling
Diseño de interior: Primo Tempo

ISBN: 978-84-9917-687-1
Depósito legal: B-16.265-2022

Impreso por Sagrafic, Passatge Carsi 6, 08025 Barcelona

Impreso en España - *Printed in Spain*

Índice

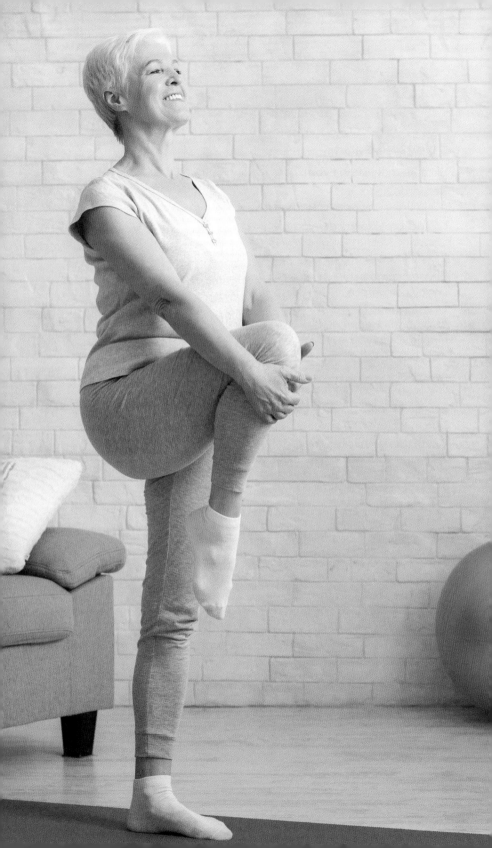

Introducción

«El Yoga equilibra, armoniza, purifica y fortalece
tanto el cuerpo como la mente y el alma del practicante.
Enseña el camino hacia la salud perfecta, el perfecto control mental
y la paz perfecta con uno mismo, el mundo, la naturaleza y Dios».

SWAMI VISHNU-DEVANANDA

¿Por qué Yoga?

Ahora mismo vivimos instalados en una urgencia permanente, que tiñe todos los aspectos de nuestra vida. Es un reconocido efecto secundario del vasto progreso tecnológico imperante. Por eso una de las grandes motivaciones para la práctica del yoga es precisamente el alivio del estrés.

Una esterilla colocada en el suelo contrasta notablemente con la complejidad de la vida moderna y, gradualmente, permite que el cuerpo y la mente recuperen su equilibrio. Vamos a ver un poco más de cerca los principales beneficios del yoga en las personas mayores, teniendo en cuenta que a una edad avanzada los efectos de este estrés se sufren de forma diferente.

■ Muchas personas comienzan a practicar yoga para combatir este estrés, mantener su cuerpo flexible y en buen estado físico, o aliviar una dolencia específica, como el dolor de espalda. Pero otras acaban experimentando cambios sutiles en su forma de enfocar la vida a medida que vislumbran la paz interior de su propia naturaleza.

■ En los principiantes, los beneficios del yoga se perciben principalmente en una serie de cambios mecánicos en las articulaciones y músculos, un incremento en la circulación sanguínea, ciertos cambios de temperatura y un mejor control del sistema nervioso a través de la regulación de la respiración.

Envejecimiento y actividad

El envejecimiento de la población es un proceso creciente. Europa, por ejemplo, se ha convertido en el continente más envejecido del mundo. Además, el incremento en la esperanza de vida viene acompañado de problemas crónicos relacionados con el envejecimiento. Las políticas para impulsar la actividad y promover la salud de las personas mayores son todavía escasas, en contraste con el rápido envejecimiento de la población y se prevé que se acelere más en las próximas décadas.

El aumento de esperanza de vida y la disminución de la natalidad han provocado un incremento muy significativo del peso social de las personas mayores en nuestra sociedad. También hay una mayor diversidad entre la gente mayor respecto a la edad, la salud, la situación social. Y aparecen las **personas mayores activas**.

El envejecimiento empieza a dejar de ser una etapa de deterioro físico y mental inevitable. Hasta ahora se aborda en el ámbito sanitario casi como cualquier trastorno de salud, pero es muy importante trabajar en la prevención y promoción de las personas mayores. Se trata de que puedan elegir una vida más saludable e independiente. Por eso el yoga puede mejorar la calidad de vida de todos, ¡y también de la gente mayor!

Vida sedentaria

A lo largo de los años, el sedentarismo, la mala alimentación, el descontrol en adicciones, el estrés –el maltrato al cuerpo, tanto física como psicológicamente– si se alarga en el tiempo, o durante toda una vida,

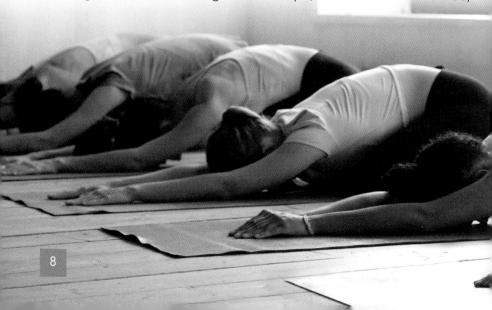

son la causa de trastornos como las enfermedades circulatorias, reumatismo, colesterol, problemas de presión arterial, reducción de la capacidad respiratoria, molestias o lesiones en la columna o en los huesos como las artritis o artrosis, perdida o dificultades en la visión o en la audición, entre otras.

La escasa movilidad y el abuso de medicamentos son también otros de los problemas que podemos encontrar en personas de la tercera edad.

Como veremos, la práctica de yoga aporta grandes beneficios. Una persona puede llegar tranquilamente a una edad avanzada lúcida y en excelente estado de salud: nunca es tarde para reaccionar. Todos los días nacemos de nuevo con más experiencia y más capacidad; ¡sólo hay que decidirse!

A edad avanzada el organismo envejece, se transforma y va perdiendo progresivamente sus facultades. En cada persona, este proceso se produce a un ritmo diferente.

Hay quien, aun conservándose en óptimas condiciones físicas, pierde facultades mentales como, por ejemplo, la memoria. O al revés: se puede estar mentalmente en óptimas condiciones y, sin embargo, tener problemas de tipo físico.

Lo que sí es cierto es que, frente a todas estas posibles alteraciones que pueden sufrir las personas mayores, la actividad física actúa positivamente, sea como prevención o bien como mantenimiento.

El yoga, junto con la meditación, la respiración y la relajación, puede ayudar a las personas mayores a mejorar su calidad de vida.

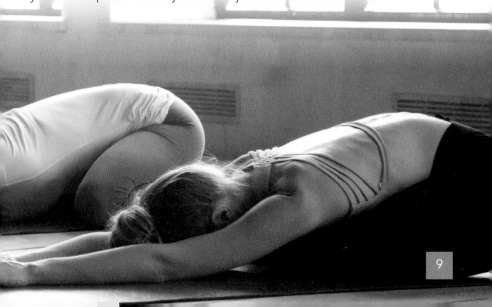

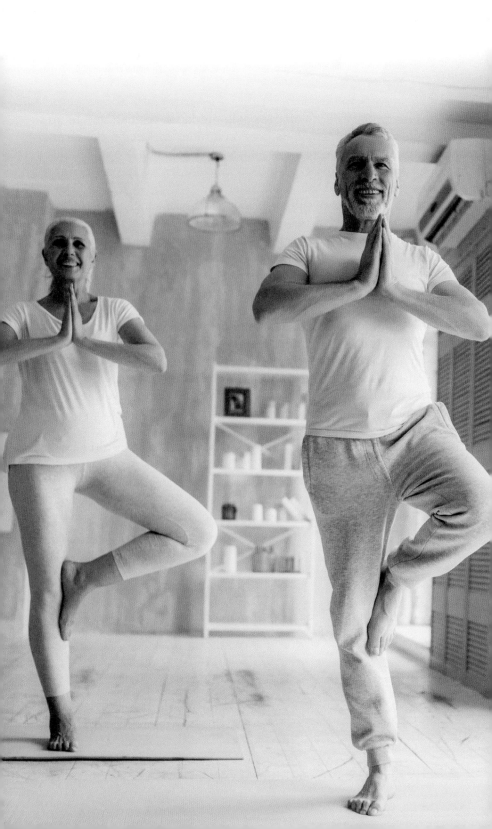

El camino del Hatha yoga para las personas mayores

«No importa si se es joven o viejo, ni siquiera si se está enfermo o débil, todo el mundo puede comenzar a practicar el yoga».

HATHA YOGA-PRADIPIKA I, 64

Junto al arte curativo procedente de la India (Ayurveda) y el taoísmo chino, el yoga está considerado como una de las ciencias más antiguas que se ocupan del ser humano en su totalidad. El yoga como ejercicio práctico se transmite de generación en generación desde hace más de 3.500 años, y es probablemente más antiguo todavía: algunos hablan de alrededor de 5.000 años de antigüedad.

Cada una de las ramas tradicionales del yoga contiene una cantidad impresionante de conocimientos sobre la estructura del cuerpo y del espíritu humanos, sobre qué molestias aparecen con más asiduidad y sobre cómo se pueden tratar de la forma más eficaz y duradera. Por eso es tan útil a las personas mayores.

El yoga nos ofrece un sistema de ejercicios que respeta la actual forma de vida, y que además nos propone mejorarla, con pasos concretos que todos podemos hacer y que son útiles para mejorar cualquier situación.

Sabiduría ancestral de gran actualidad

Los antiquísimos textos originales del yoga, como los Yoga-Sutras del sabio Patanjali, muestran mediante un lenguaje claro y sencillo por qué a menudo nuestro espíritu está distraído, y cómo surgen los males en todas nuestras facetas de la vida. Nos da instrucciones de cómo entrenar nuestra mente para ser más claros y reflexivos, de cómo enfrentarnos a nuestros miedos y de cómo evitar el mal.

El Hatha yoga, una de las disciplinas, incluye también el cuerpo en sus ejercicios y muestra cómo, a través de él y de la respiración, se puede influir en la mente. El Hatha yoga se ocupa principalmente del flujo y del

Yoga para personas mayores: una gran utilidad

◆ Salud y equilibrio interior ◆ Mayor flexibilidad, vitalidad y fuerza ◆Mayor volumen respiratorio y desarrollo de una "respiración prolongada" ◆ Mayor resistencia frente a las enfermedades ◆ Disminución del estrés y los dolores ◆ Más energía ◆ Demora o desaparición de los achaques propios de la edad ◆ Calidad de vida y agilidad mental hasta la edad más avanzada ◆ Mayor paz interior ◆ Más capacidad de discernimiento para afianzar la salud ◆ Mayor seguridad y autoconfianza en uno mismo ◆ Más felicidad y bienestar.

desarrollo de nuestra energía vital (en sánscrito Prana, que corresponde al Chi en chino). En este sentido, el Hatha yoga trabajaba en sus orígenes en común con el arte curativo ancestral hindú: el Ayurveda

En este libro os ofrecemos, con ayuda de ejercicios y técnicas sencillas, cómo se puede mejorar de forma decisiva la calidad de vida y, a través de experiencias positivas, vivir un estado de calma, armonía, felicidad y bienestar personal incomparables.

Nos acercaremos a los principios del Hatha yoga básico para debutantes, o para personas incluso poco habilidosas a la hora de hacer ejercicios; con él, y con algunos ejercicios de estiramientos, inspiraremos este breve proceso de aprendizaje.

El valor de lo sencillo

Las posturas (asanas) y ejercicios de este libro son deliberadamente sencillos. Esto es lo que les distingue de muchas de las complicadas posturas clásicas, que sólo pueden ser dominadas al cabo de mucho tiempo de práctica.

Las yoga-asanas clásicas fueron concebidas para ocuparse de aspectos concretos de nuestro cuerpo (como la digestión), de nuestra alma (por ejemplo la interiorización) o de nuestro espíritu (agudeza). Las asanas sirven para hacer posible estas experiencias interiores, comenzando por las más sencillas para que os podáis concentrar mejor y asimilar los movimientos y las posturas. Hemos organizado dichas posturas en varias secuencias. Se pueden realizar igualmente por separado: así sabrás enseguida qué ejercicios dominas y cuáles no, y también cuáles te pueden dar algún problema a la hora de llevarlos a cabo.

Con ayuda de ejercicios y movimientos sencillos aprenderás a redescubrir tu cuerpo y su actual estructura, y también qué formas de desarrollo personal y de vida interior son las que has desarrollado durante tu vida. ¡Es cuestión de probarlo! Podrás decidir con la práctica, y a partir de tus propias experiencias, qué ejercicios te van mejor. Lo que resulte más fácil y sencillo, lo que más te agrade o divierta, será seguramente lo más adecuado para ti.

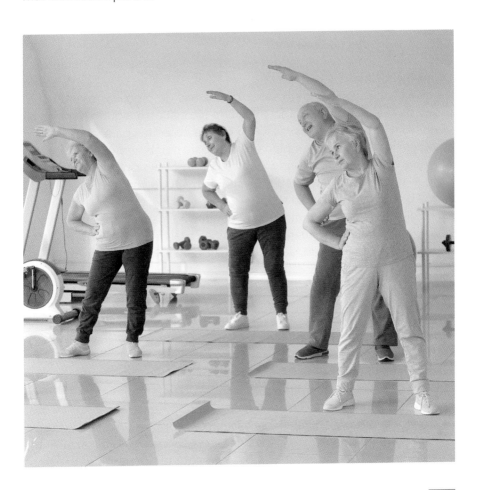

Por dónde empezar

■ Antes de realizar las posturas de yoga que proponemos, conviene practicar los ejercicios del capítulo de las posturas básicas (ver página 65). De momento vamos a ver los principios anatómicos que nos ayudan a practicar yoga de forma correcta, respetando al mismo tiempo la capacidad de nuestro propio cuerpo. También detallamos los principios más importantes para que los ejercicios se desarrollen con toda su efectividad. Y transmitimos las herramientas apropiadas para que tu cuerpo sea más fuerte y flexible.

■ Finalmente, comentar que, a partir de la pág. 76, las series de ejercicios se proponen para facilitar la propia práctica, y las podrás contrastar y modificar según tus necesidades y tiempo disponible. ¡Son para adaptarlas a las necesidades de cada uno!

Los consejos o comentarios te ayudarán a solventar algunos detalles de los ejercicios.

■ Los ejercicios típicos de respiración los has de practicar cuando seas capaz de mantenerte sentado y erguido sin esfuerzo alguno durante algunos minutos, porque los músculos que se necesitan para la respiración profunda los utilizamos también en parte para mantenernos erguidos. No hay que comenzar demasiado pronto con los ejercicios de respiración, porque te cansarán demasiado tu espalda (¡y no te conviene acabar cansado –o aburrido… y dejarlo!).

■ Los ejercicios de concentración y meditación los podemos incluir después de algún tiempo, cuando ya domines cualquier postura sentada en la que te sientas cómodo, aunque sea sobre tu silla de escritorio.

¿No sería mejor ir a clases de yoga?

Ningún libro, por bueno que sea, puede sustituir a un buen profesor de yoga. Es precisamente el profesor el que mejor te va a aconsejar, de forma personalizada. Hoy, una gran mayoría de profesores de yoga hemos sido entrenados durante la formación para poder apreciar con qué posibilidades y limitaciones llega cada persona a las clases, y cuáles son los ejercicios que mejor se adaptan a sus necesidades. También observan si conviene que practique de forma más o menos intensiva.

Son los profesores quienes precisamente proponen una tabla de ejercicios adaptada a tus necesidades para una práctica más eficaz. Ellos te pueden acompañar, motivar y apoyar durante el aprendizaje. Sabemos bien lo difícil que es, al principio. Pero precisamente con ellos se pueden cambiar impresiones sobre lo que ocurre en este camino de salud y auto conocimiento a través del yoga. ¡Vale la pena elegir un buen profesor de confianza!

Entonces este libro, ¿para qué sirve?
El libro te apoyará durante tus ejercicios en casa, y además…
■ te explica las bases de cada ejercicio de yoga;
■ aprenderás los detalles que son importantes para un determinado ejercicio o postura;
■ te permite llevar a cabo varias tablas de ejercicios concretos para tu sesión de yoga;
■ te ayuda a elegir ejercicios y posturas para algunos casos o trastornos concretos;
■ te explica la relación entre el cuerpo, la mente y la respiración y cómo puedes integrarlos a través de los ejercicios.
■ te explica muy brevemente el lado filosófico y espiritual de los ejercicios del yoga para que su práctica tenga más profundidad y mayor sentido.

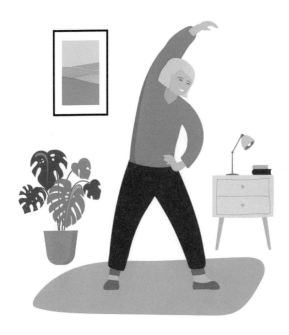

Patanjali

Recuerdo histórico

Tú tomas las riendas

La palabra yoga proviene de la raíz indogermánica *yuj* que significa enjaezar y juntar dos o varios caballos ante un carro, pero también unir, o poner el yugo. Antaño, la imagen del yugo como símbolo del yoga estaba muy extendida. A menudo se hacía referencia al parentesco de la palabra «yoga» con la española «yugo», la alemana «joch», la francesa «joug» o la latina «iugum».

Otros nos hablan del tiro de los carros (de combate) y de «sujetar a los salvajes corceles de los cinco sentidos» ante el carro que simboliza el cuerpo, mientras que la auriga del carro es el alma que decide hacia dónde se tienen que dirigir el cuerpo y los sentidos.

De los antiguos practicantes del ascetismo surgió la meditación sobre qué es lo que constituye el auténtico Yo del ser humano, y cuál es su relación con el Yo cósmico.

En los textos de los *Upanishad*, hacia el año 800 a.C., se reflejaba, a través de un lenguaje oral, las reflexiones hechas entre maestro y alumno sobre las preguntas existenciales de la humanidad. Allí se desarrolla la idea de que Dios y la creación son una misma cosa. A partir de entonces se valoró más la importancia de descubrir la esencia divina, el Yo (*atman*), aquello que es inmortal, eterno e invariable.

Paralelamente surgió la idea de la reencarnación y del destino personal, a través de los conceptos *Svadharma* (la tarea aquí y ahora en el mundo) y *Karma* (el principio de causa y efecto).

¿Qué tipos de yoga existen?

Hoy se confunden los tipos de yoga con las escuelas, o con diversas formas especializadas de Hatha yoga. Se habla, por ejemplo, del Yoga Iyengar (el legado de un gran maestro para cultivar la inteligencia corporal), o del Vinyasa Yoga (favorecer la relajación), Sivananda Yoga (asanas clásicas perfectas), Ashtanga Yoga (intensidad física, concentración), Bikram Yoga (eliminar toxinas)…

Por eso nos gusta recordar uno de los textos más famosos que describe el camino del yoga: es el *Bhagavad Gita*, en donde el personaje central de esta historia, que conocen todos los indios desde pequeños, es el dios Krishna, que le enseña al héroe Arjuna el camino del yoga, mediante tres caminos complementarios, que corresponden al diferente carácter de las personas:

- el yoga de la acción desinteresada (Karma Yoga),
- el yoga de la conciencia y el conocimiento (Jñana Yoga),
- el yoga místico de la entrega amorosa a lo divino (Bhakti Yoga).

Entre los caminos clásicos del yoga encontraremos también, entre los más importantes:

- el yoga del control de la mente y la excitación (Raja Yoga) y
- el yoga para el despertar de la energía (Kundalini Yoga).

Los Yoga sutras de Patanjali y el Tantra

Otro texto de gran importancia es el Yoga-Sutra (sutra: hilo conductor). Fue redactado por el sabio Patanjali, que vivió entre los años 200 a.C. y 200 d.C. (no se sabe con certeza cuándo). Recopiló el saber del yoga de entonces, y fue él quien le dio al yoga un valor científico y sistemático, cuya validez se ha mantenido hasta hoy.

A partir del año 500 d.C., en la India se dio una gran revolución con tintes culturales y religiosos, conocida bajo el nombre de tantrismo. Apareció un movimiento de religiosidad en todo el país procedente sobre todo de Assam y Cachemira (lugares que nunca fueron colonizados realmente por los indogermánicos). Pronto el Tantra tuvo una gran influencia en las religiones de su tiempo: el hinduismo (sobre todo entre los seguidores del dios Shiva), el budismo y el jainismo.

Lo que existe, reflejo de lo divino

Los sabios y los filósofos de la época pre tántrica concebían el mundo como una ilusión (maya); todo lo que vemos, experimentamos y vivimos es una imagen engañosa que ha creado nuestra mente. Sin embargo, en el tantra, el mundo y todo lo que había en él era aceptado como real:

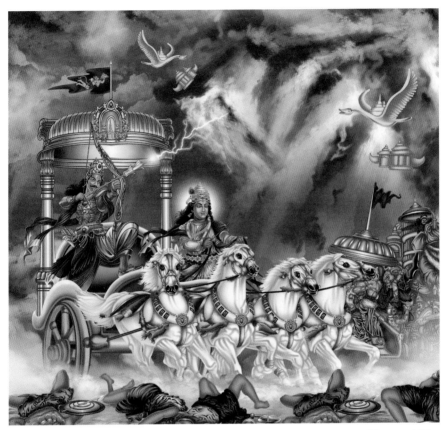

Bhagavad Gita

para los tántricos, todo lo que fue, es y será venerado, sin distinción, como algo divino.

Y la valoración que se le daba al cuerpo cambió decisivamente. En el yoga clásico pre tántrico el cuerpo era entendido como un obstáculo, porque nos podía distraer de lo esencial, que es tanto como decir «moksha»: la liberación, la iluminación a través de la práctica.

El cuerpo debía ser dominado e instruido, evitando que la mente haga de las suyas. Por eso, en el yoga pre tántrico no se conocía (aparte de las posturas sentadas y algunos ejercicios de respiración) ninguna postura que tuviera relación con el yoga actual.

Hatha yoga: el cuerpo como comienzo del camino

La meta principal del Hatha yoga consistía al principio en posibilitar un *encuentro* con lo divino. A través de la práctica, el alumno descubre que está cargado de energía vital (*prana*), que su cuerpo es una obra maestra, y que al experimentar el ritmo y el pulso de la respiración y la energía vital en su cuerpo, descubre que esta energía es la expresión inicial de lo divino (*shakti*) y el poder descubrirlo es la expresión de la conciencia pura (*shiva*).

Los maestros del Hatha yoga desarrollaron, después del siglo VIII d.C., una buena serie de ejercicios –alguno bastante complejo– con posturas, ejercicios de purificación, técnicas de respiración, de concentración, visualizaciones y ejercicios que incorporaban la voz.

En el Hatha yoga también se tuvieron en cuenta las numerosas variaciones de la naturaleza humana, así como las virtudes y debilidades de la psique. De esta forma se puede comprender cómo ha podido sobrevivir tantos siglos, y que incluso hoy en día siga fascinando a tantas personas en todo el mundo.

Cualquier persona que comienza con los ejercicios puede sentir en su propio cuerpo todas esas experiencias. Y todo aquel que decida recorrer este camino comprobará que el ejercicio modifica su salud al cabo de los años.

El yoga y Occidente

En 1893, durante el famoso *Congreso mundial de las religiones* de Chicago, Swami Vivekananda intervino como «embajador» del hinduismo,

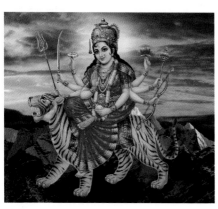

maravillando al público con su discurso sobre el mundo espiritual de la India, que luego amplió en una gira por todo EE.UU.

En Europa, el Hatha yoga se introdujo en 1930. Y finalmente, fue a partir de la década de 1960 cuando se convirtió en una corriente muy popular, y así ha seguido hasta nuestros días.

La intención al practicar los ejercicios ha cambiado, pasando de tener un talante espiritual a estar

Shakti

más orientada a la salud y al bienestar. Normalmente hoy el yoga se practica para estar más sanos, esbeltos, fuertes, concentrados y relajados. Y para afrontar mejor el estrés y las exigencias de la vida diaria.

A finales de la década de 1990 se consolidaron otros aspectos, como la auto realización y la espiritualidad, y se perfeccionaron los ejercicios corporales con fines terapéuticos. El yoga volvió a ser por un lado más auténtico y puro, y por otro sus ideas más importantes se combinaron con otras técnicas, como el stretching (ejercicios de estiramiento) y otras técnicas de desarrollo personal, como las de Feldenkrais y de Alexander.

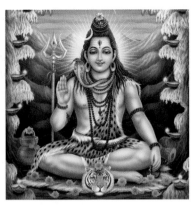

Shiva

A finales de la década de 1990 se consolidaron en Occidente otros aspectos, como la autorrealización y la espiritualidad, y se perfeccionaron los ejercicios corporales con fines terapéuticos. El yoga volvió a ser por un lado más auténtico y puro, y por otro sus ideas más importantes se combinaron con otras técnicas, como el *stretching* (ejercicios de estiramiento) y otras técnicas de desarrollo personal, como las de Feldenkrais y de Alexander.

Hoy en día, el yoga que conocemos es en general más físico. Lo vemos como una disciplina física que ayuda a ejercitarnos y relajarnos. Y, aunque una gran mayoría de personas únicamente busca quedarse con esta idea del yoga, el yoga físico cumple una función mucho más importante, que es la de la meditación activa, aunque quienes lo practiquen no lleguen a notarlo como tal.

No todo el mundo ve al yoga meramente como un ejercicio; un gran número de personas ha descubierto los efectos sanadores de la meditación activa y los ha llevado a adentrarse en el amplio universo espiritual que el yoga contiene, enfocándose en la meditación y las demás prácticas. El maestro Iyengar lo recordaba así, el año 2003: «Practicar yoga es por tanto unir el cuerpo con la mente. Para la persona cultivada es también unir la mente con la inteligencia, y para la persona aún más cultivada es unir el cuerpo, la mente y la inteligencia con lo profundo del alma».

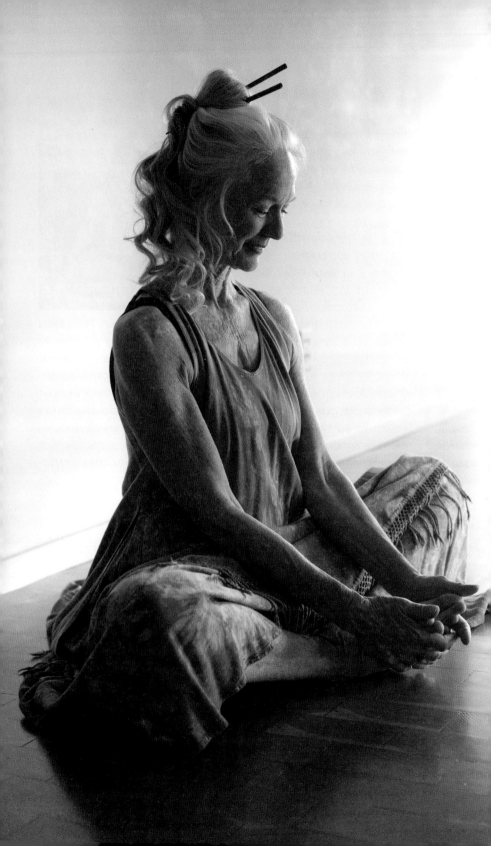

Los ocho peldaños del yoga

Los cinco kleshas

Evitemos complicaciones en nuestro camino

Sabemos hasta qué punto la mente es la cuestión. Nuestra mente se escapa siempre cuando intentamos cambiar sus estructuras, por eso vale la pena conocer las trampas que nos pone (nuestra propia mente). A veces puede ser que nos sintamos preocupados o desganados, sin motivo aparente. Si no tomamos en serio estos síntomas, explica Patanjali, harán un hueco en nuestro cuerpo y nos harán prisioneros de nosotros mismos. Cuanto menos caso le hagamos a lo que nos ocurre, más graves serán los síntomas, hasta el punto de que nos encontremos tan mal que no lo podamos aguantar durante más tiempo y tengamos que hacer algo.

Los obstáculos con los que nos podemos encontrar son muy diversos, pero Patanjali los relaciona con cinco causas principales: los kleshas (dolor, preocupación, sufrimiento):

¿Cuáles son los cinco kleshas?

- Entendimiento falso, conocimiento falso (avidya),
- Una apreciación falsa de la propia persona/del propio ego (asmita),
- La necesidad incesante de querer siempre algo (raga),
- La aversión, el rechazo y la evasión (dvesha),
- El miedo, sobre todo ante la muerte (abhinivesha).

En los Yoga-Sutras encontramos dos consejos útiles para ordenar y clarificar la mente:

- el seguimiento de los ejercicios diarios (el camino de los ocho pasos) y
- el desarrollo de una sensación interior de tranquilidad.

Para ambos consejos es importante confiar en la posibilidad de que la mente es transformable, independientemente de lo difícil que nos parezca nuestro problema y los varapalos que podamos recibir.

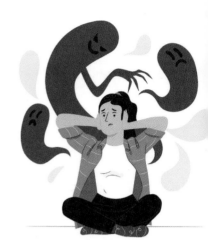

Los cinco kleshas merecerían un amplio comentario, por ejemplo, «¿soy realmente quien creo que soy?», o bien «el tener y el querer crean dependencia, pero el no tener y el no querer, ¡también!». Por razones de espacio nos detendremos brevemente en el último: el miedo (*abhinivesha*).

El miedo, un obstáculo del que nadie puede huir

El miedo es el obstáculo más profundamente enraizado en cada persona. Está ligado a la inseguridad de no saber si vamos (o cómo vamos) a vivir el día siguiente, o bien es alimentado por los cambios incesantes de la propia vida. Y así nos encontramos con otros miedos, como el miedo de no ser amados. Queremos saber si nos seguirán amando, si seguiremos estando sanos o si conservaremos nuestro empleo.

También el descubrir ante los demás nuestras propias limitaciones nos produce miedo, porque queremos evitar el riesgo de ser objetos de risa, e incluso de rechazo. Cuanto más inconscientes y más fuertes sean nuestros miedos, más será perturbada nuestra paz interior y entorpecida la clarificación de nuestra alma.

Por eso vale la pena enfrentarnos al problema: cada vez que el miedo nos invade de forma silenciosa, nuestro sistema nervioso reacciona con pánico y la mente, ese incesante «atrapa cosas», se bloquea y no es capaz de ayudarnos a solucionar nuestro problema. Patanjali escribió que este miedo forma parte de todas las personas, incluso del más sabio, y que es el obstáculo que peor se supera.

■ Para procurar cierto dominio de nuestros miedos les prestaremos atención para evitar que intenten controlar nuestra mente. Los ocho peldaños del yoga nos dan una buena base para ello.

■ Hay que abandonar el esquema de excitación-reacción. Ante todo conviene reflexionar sobre los acontecimientos y sobre dichos obstáculos mediante una buena observación interior. Para ello, la práctica habitual de las técnicas de relajación, concentración y meditación son un recurso magnífico. Forman parte, como veremos, de...

Los ocho peldaños del yoga

¿Pensabas que esto del yoga serían sólo unos cuantos ejercicios? Si es así, ve a la página 65, ponte en marcha y practica: es todo. Pero mis compañeros profesores y yo misma estamos convencidos de que, a estas alturas de tu vida, saber un poco más del porqué de todo esto te va a venir muy bien para el tiempo que viene. Así que… ¿seguimos? ¡Bravo por ti!

Los ocho «peldaños» del yoga están conectados entre sí como en una escalera: uno se apoya sobre otro. Ningún peldaño es prescindible y ninguno es mejor o más valioso que el otro. Hay que imaginarlo como una espiral: si llenamos «esos ocho peldaños» con vida y experiencias, pronto miraremos con otro talante hacia nuestros primeros pasos. Por ejemplo: una vez que tengas un poco de experiencia en lo que a meditación se refiere y quieras volver a las posturas (asanas), verás como las haces de forma diferente, con más concentración y tranquilidad que antes.

1. YAMA (criterios éticos universales)

Son consejos generales para actuar en el mundo exterior:

■ *Ahimsa:* un trato comprometido y respetuoso con todos los seres vivos. Tratarnos unos a otros con cariño y verdadera amabilidad.

■ *Satya:* realidad y sinceridad.

■ *Asteya:* trato consciente con nuestros deseos. Rechazo del «tener y querer», sobre todo con las cosas que no nos pertenecen.

■ *Brahmacharya:* la mesura en las acciones. Se piensa también en la sexualidad, para evitar que invada nuestros pensamientos y nos arrastre la pasión.

■ *Aparigraha* significa en realidad "no acumular". Lo podemos interpretar como un consejo muy actual de Patanjali, sobre cómo actuar ante el excedente de posesiones. Se trata de sólo poseer lo que realmente necesitamos, ya que las posesiones normalmente oprimen. Conformarnos con poco significa preocuparnos menos y disponer de más tiempo para las cosas que realmente importan en la vida.

2. NIYAMA (el comportamiento personal)

Se trata de lo que afecta a nuestro comportamiento:

■ *Shauca:* pureza. Abandonar la preocupación por el envejecimiento y ocuparnos de la belleza interior de nuestro cuerpo. Con cuidado de no manchar cuerpo, alma y entorno.

■ *Santosha:* abandonar el deseo de lo que no tenemos y no somos. Estar satisfechos con lo que se nos ha dado no significa que no tengamos que trabajarnos, por dentro y por fuera. Bien al contrario, apreciar todos los aspectos de nuestra vida supone una satisfacción profunda y nos hace sentir una felicidad infinita. En otras palabras, nos permite encontrar la paz y no estar persiguiendo continuamente la felicidad y el bienestar durante nuestra vida.

■ *Tapas:* es la disciplina y el esfuerzo permanente. Se refiere al fuego interior que nos anima a sacar provecho de las experiencias penosas y en parte desagradables durante el proceso de auto-conocimiento y autodesarrollo, las cuales, por otra parte, nos brindan la oportunidad de conseguir una mayor perseverancia y resistencia.

■ *Svadhyaya:* auto-reflexión. Conviene reflexionar sobre dónde nos encontramos en estos momentos en nuestra vida, qué es lo que nos mueve, y qué es lo que ocupa nuestra mente, por ejemplo. Hemos de acompañar conscientemente nuestro propio proceso interior. Svadhyaya significa también lecturas adecuadas que nos ayuden, por ejemplo, relacionados con temas como la psicología, la filosofía o la vida interior.

■ *Ishvara Pranidhana:* significa el desarrollo de la fe en una fuerza superior que nos dirige. Más allá de las creencias, valoración de lo divino. Capacidad de reconocer la perfección en cualquier objeto. Confirmar que la práctica del yoga, funciona.

3. ASANAS (las posturas del Hatha yoga)

Hoy en día conocemos una multitud de asanas. Sólo en el libro *Luz sobre el yoga*, el famoso compendio del maestro Iyengar, aparecen 200 posturas, más sus variantes. En cambio, Patanjali habla de una sola postura: la postura erguida en el suelo, la postura del loto.

El rasgo fundamental de una asana es permanecer en equilibrio y con agilidad (*sthirasukha*). Esto significa que lo que se intenta en cada postura del yoga es la elasticidad y puesta a punto corporal. Permanecer con el cuerpo en silencio, pero sin que nos cueste ningún esfuerzo. Esta inmovilidad en la postura ayuda al espíritu a tranquilizarse; sirve para la unión y concentración de todo nuestro ser, y es lo contrario de eso que normalmente hacemos durante todo el día: tener nuestra mente continuamente ocupada.

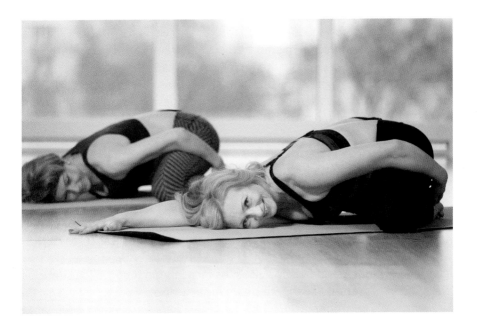

No será bajo presión o tensión. Lo haremos «en un espacio feliz». Así nuestro cuerpo puede encontrar placer en las posturas y la energía circulará libremente en un cuerpo relajado.

Para que surja la agilidad debemos aprender a dosificar nuestros ejercicios, no hacer ni mucho ni demasiado poco. Podemos aventurarnos a alcanzar nuestros límites sin forzar demasiado.

4. PRANAYAMA (control de la respiración)

También durante la respiración se trata de reconocer y mejorar nuestros esquemas de comportamiento. Nuestra respiración suele reflejar con precisión nuestro estado de ánimo durante el día y la inquietud de nuestra mente. Nos ayudará a tranquilizarnos y a centrarnos variando nuestra respiración, regulando la inhalación y exhalación (o con ejercicios especiales para interrumpirla).

Para regular nuestra respiración nos basamos en un complejo sistema de ejercicios estrechamente ligado a la constitución y al estado actual de la persona. Así, hay pranayamas que calientan y que enfrían, por ejemplo (ver pág. 115).

Cuando practicamos durante un rato el arte de la respiración, ésta se vuelve suave y regular; al mismo tiempo los pranayamas nos liberan de obstáculos internos que dificultan nuestra facultad de percepción. No en vano a alguien que está nervioso le aconsejamos «tranquilizar la respiración» y «respirar hondo», antes de ocuparse nuevamente de la situación en la que estaba inmerso/a.

5. PRATYAHARA (control de los sentidos)

Pratyahara se ocupa de lograr la capacidad para dominar nuestros sentidos y de retirarnos hacia nuestro interior.

Los sentidos reaccionan normalmente ante cualquier impulso que viene de fuera. A través de los sentidos, nuestra mente también se orienta hacia este impulso (aunque sólo sea durante unos instantes) antes de volver de nuevo con lo que estaba haciendo anteriormente. Hoy en día nos invaden continuamente los impulsos; es fácil imaginar cómo los sentidos juegan con la mente, llevándola de un lugar a otro.

Hemos de entrenar a nuestros sentidos para que reaccionen ante cualquier impulso. En un sentido gráfico, hay que retirar nuestras antenas para que ya no reciban ninguna onda. Así nuestros sentidos ya no nos distraerán, sino se centrarán en el objetivo de nuestras acciones.

6. DHARANA (concentración)

Es la capacidad de concentrarse, de mantener la atención en lo que estamos haciendo y de mantener nuestra mente despejada. Mientras no seamos capaces de evitar distraernos, nuestra mente volverá a la superficie y habrá que comenzar de nuevo cada vez para centrarte en lo que hacías.

Hoy los expertos en marketing saben que nuestra mente es capaz de mantenerse concentrada durante un promedio de tres segundos antes de distraerse de nuevo.

La concentración hay que entenderla como una capacidad innata del ser humano. Basta con observar a los niños mientras juegan. Aprender a concentrarse no significa aprender algo nuevo, sino liberar una capacidad olvidada y entrenarla.

La utilidad para nuestra vida diaria está muy clara; incluso comprobaremos que nos cansamos menos cuando actuamos y trabajamos muy concentrados.

7. DHYANA (meditación)

Durante la meditación dejamos atrás nuestro esquema mental normal y somos capaces de entender nuestro objeto de meditación no sólo con nuestro raciocinio analítico, sino también con nuestra intuición. De esta forma es posible un verdadero entendimiento, el reconocimiento de la verdadera naturaleza de aquello en lo que nos hemos concentrado.

Normalmente solemos hacernos una imagen distorsionada de una persona, una cosa o un hecho a partir de nuestras experiencias subjetivas, nuestro punto de vista, nuestra educación y nuestros modelos de pensamiento. O por el contrario, somos muy dados a influenciarnos emocionalmente, y nuestra imagen de la realidad se distorsiona por la fuerza de las emociones.

Estar inmerso en un estado de meditación significa haberse olvidado de la existencia de uno mismo y, partir de entonces, observar cualquier cosa de forma ensimismada: es decir, ya no hay «distorsiones». De alguna forma nos hemos desprendido de nuestro «filtro» por el que normalmente observamos el mundo.

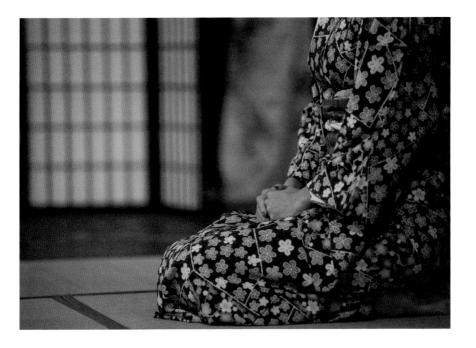

Si somos nosotros mismos nuestro objeto de meditación y queremos mirar hacia nuestro interior, el proceso se convierte en importante, en este punto finalizan las esperanzas, los pensamientos y la imagen (y las tonterías, por qué no decirlo) que tenemos puestas en nosotros.

A partir de este momento podemos comenzar a vernos como somos realmente, a aceptarnos y a entendernos.

Esta situación ideal no se mantiene para siempre, sino que tendemos a decaer de nuevo en nuestros viejos esquemas. Sin embargo, el esquema básico de nuestra mente, influenciada por opiniones falsas, distorsionadas y subjetivas, el avidya, el primero de los cinco kleshas (ver pág. 23), sí que cambia, sí que se modifica poco a poco.

La meditación constante nos enseña paulatinamente a prestar una mayor atención y, a través de ésta, se desarrolla la autoridad del observador que fija su mirada neutral y auténtica en el mundo.

8. SAMADHI (libertad interior)

Samadhi es el octavo peldaño y, al mismo tiempo, la meta del camino. Unirse significa convertirse totalmente en lo que hacemos o sentimos. El estado de unión significa que nosotros y el mundo somos una sola cosa. Nuestra atención ya no se dirige a lo que nos separa de otras personas o cosas, sino lo que nos une a ellas.

Samadhi es el cese de cualquier esfuerzo, acción y lucha. Describe el estado de apertura, entrega y aceptación. Comenzamos a nadar a favor de la corriente de la vida que nos lleva y nos dirige. No significa resignación u oportunismo, sino que no tenemos que controlar todo continuamente: samadhi se refiere al estado de la libertad interior, que a su vez es la meta del yoga.

El yoga como estilo de vida

Sólo el corazón

En palabras del sabio Patanjali –él fue el primero en explicar el camino del yoga de forma científica–, sólo el corazón «es capaz de reconocer realmente». Es cierto que nuestra mente es capaz de entender cada paso y también de comprobar, como si de un experimento científico se tratara. Pero ya él llegó a la sorprendente conclusión de que no es la mente, sino el corazón el que es capaz de entender la propia mente. «La meditación a través del corazón nos descubrirá la naturaleza de nuestra mente», dice en un Sutra.

Esta indicación es de vital importancia: todos sabemos que con nuestro raciocinio podemos entender o reconocer que determinadas actitudes no nos vienen bien, y que también deberíamos modificarlas.

Mientras esta idea sólo gire en nuestra cabeza, no ocurrirá nada. Será si se asienta en nuestro corazón cuando podremos convertir ese entendimiento en realidad, modificarnos a nosotros mismos y apoyar este cambio, que entonces se dará. «De todo corazón», decimos.

Una visión tántrica

Todo es energía. Según esta mirada, el universo y la creación infinita, son, simplemente, energía de diferentes oscilaciones. Una piedra, por ejemplo, tiene unas oscilaciones de baja frecuencia. Plantas, animales y personas poseen oscilaciones de una frecuencia más alta, y un pensamiento o un sentimiento una oscilación muy alta o muy rápida.

Así, todo lo que se haya manifestado en el universo proviene de la diosa Shakti, y por tanto es parte de ella. Todo es, pues, divino o «sagrado». Por eso nuestro cuerpo también es considerado como algo *sagrado*. Nada está por encima o por debajo de otra cosa. No existe ninguna jerarquía (minerales, plantas…), sino que todo es igualmente divino, importante y valioso para la totalidad de la creación.

Podemos recordar, en otro plano, a los sabios taoístas: «bajo el cielo, todo es sagrado».

Grande y pequeño

Otro pensamiento muy importante en este esquema del mundo es que el micro y el macrocosmos son idénticos. Los elementos de los que se compone el universo se encuentran también en el «pequeño universo» de nuestro cuerpo. Las leyes que rigen al macrocosmos también rigen a nuestro cuerpo. Ambos sistemas, el más grande y el más pequeño, son interdependientes. Todo está en conexión, todo depende de lo que le rodea y todo está entrelazado entre sí (*tantra*: tela).

Nosotros los humanos estamos atrapados en el espacio y el tiempo; hemos aceptado una forma (*shakti*) y vamos equipados con nuestra conciencia (*shiva*). El cuerpo, la mente y el alma son interdependientes e influyen unos en otros.

Por eso se considera un deber influir en nuestro cuerpo (lo más accesible a nosotros), en nuestro estado emocional y mental. El Hatha yoga es por tanto un «camino del cuerpo» (*Kaya Sadhana*), que no sólo se centra en lo corporal, sino que se ocupa también de la totalidad del ser humano. De ahí los numerosos ejercicios corporales, de respiración y concentración del Hatha yoga. En todo caso… ¡veréis que la gran mayoría de ejercicios… son realmente muy sencillos!

Una de las metas se basa en purificar nuestro cuerpo y en liberarlo de sobrecargas musculares, para que pueda circular la energía vital. Nuestro cuerpo ha de estar sano y encontrarse bien, para que pueda ser nuestra fuente de gozo y de alegría. Y vistas con el paso de los años, las propuestas del yoga, incluidas las asanas –e incluso hasta una alimentación depurativa o «détox»–, son realmente útiles para la salud y también favorecen la alegría.

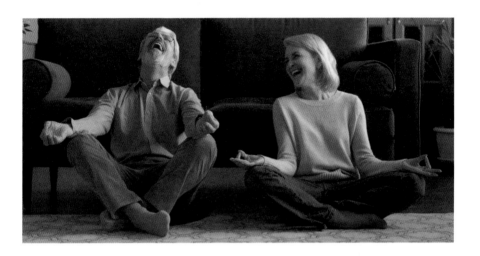

Los cinco cuerpos

Alegría por el propio cuerpo

Nuestro cuerpo se considera en el Hatha yoga actual como un regalo divino y un amigo. Sólo a través de él estamos capacitados para tener experiencias. Necesitamos nuestro cuerpo como refugio para nuestra mente y nuestra alma. No podemos perder nuestra noción sobre el cuerpo, porque se perdería la sensación de recordar lo que somos.

Cuando un día el cuerpo sea puro, fuerte y lleno de energía vital, en el Hatha yoga podremos encontrar, después de las posturas (asanas) y movimientos (karanas), métodos para encauzar la energía, como los ejercicios de respiración (pranayama), las contracciones de los músculos en los puntos claves del cuerpo (bandhas), las posturas del cuerpo y de los dedos para la concentración de energía en el interior (mudras), entre otros. Es entonces cuando uno comienza también a ocuparse intensamente de la toma de conciencia y del desarrollo de los chakras.

Según el pensamiento hindú, cada persona se compone de cinco cuerpos que, como en una muñeca rusa, cada uno envuelve al que está debajo. Estos cuerpos (koshas) o capas entran en contacto unos con otros y actúan también entre sí; equivalen simbólicamente a los diferentes aspectos del ser humano. Y los koshas están unidos entre sí por siete puntos clave que son bastante conocidos: los chakras.

■ **1.** *Annamaya-kosha*, **el cuerpo de la alimentación.** El cuerpo que se compone de huesos, músculos, órganos y demás es la base de todos los demás; en él la energía vital oscila de una manera densa y lenta.

■ **2.** *Pranamaya-kosha*, **el cuerpo de la energía.** Todo aquello que se mueve en el cuerpo: respiración, sangre, linfas, metabolismo... mantiene con vida al cuerpo de la alimentación. En función de cómo oscile en él la energía vital, parecemos estar llenos de energía o relajados.

■ **3.** *Manomaya-kosha*, **el cuerpo de la mente.** Es toda nuestra alma, con todos sus sentimientos, sensaciones, recuerdos y pensamientos. La oscilación de la energía vital es aquí más fina y más rápida.

■ **4.** *Vijñanamaya-kosha*, **el cuerpo de la diferenciación.** Se trata de nuestra capacidad de analizar y decidir. La oscilación de la energía es en este cuerpo incluso más fina y rápida.

■ **5.** *Anandamayakosha*, **el cuerpo de la felicidad.** Se despierta cuando estamos concentrados en nosotros mismos, cuando estamos en paz con el mundo y con nosotros... en pocas palabras, cuando somos felices. En este último cuerpo la energía vital oscila de un modo muy agudo y fino.

Las ruedas de la conciencia

Chakra significa «rueda» o «círculo». Los chakras corresponden a nuestro cuerpo de energía que acabamos de ver. No se puede demostrar directamente la existencia de estos «cuerpos», pero son accesibles de forma potencial a través de nuestras experiencias.

Cada persona puede experimentar los chakras en un lugar diferente, si bien son cada vez más sutiles conforme van subiendo, es decir,

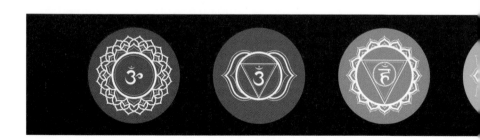

su oscilación es cada vez más fina. Se nos dice que los chakras representan los diferentes niveles de conciencia, pero no deja de ser una interpretación. Quizá queda un poco más claro cuando nos fijamos en las cualidades.

- **Muladhara-chakra.** Se sitúa en la pelvis, al final de la columna vertebral. Su elemento es la tierra. Este chakra simboliza nuestra capacidad de enraizarnos en nuestra propia vida, pero también puede encarnar el paso de la estabilidad a la desidia. Se identifica con el sentido del olfato.
- **Svadhishthana-chakra.** Se sitúa en el abdomen. Su nombre significa «apoyo / hogar del Yo», y se identifica con lo que da forma a nuestra personalidad. Su elemento es el agua y está fuertemente relacionado con la fuerza de la luna, en el sentido de introversión.
- **Manipura-chakra.** Se sitúa en el epigastrio (zona que va del esternón al ombligo). Su nombre significa «ciudad de las piedras preciosas», es decir, de nuestra energía vital y nuestro trato con el poder. Es la región en la que desarrollamos nuestro ego. Su elemento es el fuego. Está ligado a la vista y en general a los sentidos de la cara. Se relaciona con la fuerza del sol (equivale a la extroversión dirigida al mundo exterior).
- **Anahata-chakra.** Se sitúa en el pecho y se refiere a la oscilación de nuestro ser en consonancia con los niveles de sentimiento y amor. Simboliza nuestro oído interior y nuestra capacidad de escuchar, incluso lo no pronunciado. Está relacionado con nuestra zona de los sentimientos, afectos y compasión. Su elemento es el aire y se relaciona con el tacto.
- **Vishuddha-chakra.** Se sitúa en el cuello. Su nombre significa «puro», pureza de los sentidos e interpretación objetiva de las sensaciones,

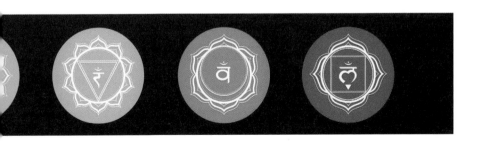

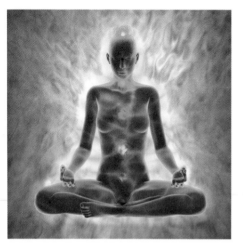

además del tratamiento cuidadoso (puro) de las palabras. Su elemento es el éter y está relacionado con el oído y la capacidad de atender de forma pura.

■ **Ajña-chakra.** Se sitúa en la frente. Su nombre significa «lugar de la orden/del cometido». Se refiere al encargo de auto-conocerse con ayuda de la mente (análisis, reflexión, contemplación e intuición). Avanzar a través del escudo de la personalidad y del ego hasta el conocimiento interior, para encontrar allí nuestra verdadera naturaleza.

■ **Sahasrara-chakra.** Se sitúa en el vértice de nuestra cabeza. Su nombre significa «el loto de las mil hojas» (en este caso, «mil» equivale a «infinito». Las mil hojas simbolizan la expansión de nuestra alma en el espacio infinito y atemporal de lo divino, desparramando su verdadera naturaleza como si de un loto en flor se tratara. Este chakra no se corresponde a ninguno de los sentidos. Está por encima de todos ellos y de todos los elementos.

Kundalini: el potencial de la conciencia y la energía

Nuestro potencial de energía y de conciencia puede ayudarnos al acercarnos a las otras realidades y al universo de lo divino. En la mitología se simboliza con una serpiente dormida, que descansa enroscada en la base de nuestra columna vertebral. Ésta recibe el nombre de kundalini (kundala: «la enroscada»). Cuando la kundalini es despertada con la práctica del yoga, se desenrosca y asciende a través de los chakras hasta llegar al vértice de nuestra cabeza.

Allí se reúne el poder de creación de Shakti en la morada de Shiva, su esposo, experimentando de esta forma un regocijo infinito por esa unión y el retorno a lo que siempre fue su verdadero hogar. Existe también una forma de Hatha yoga con el nombre de Kundalini yoga, o «yoga de la energía conscientemente dirigida». Es bastante intenso, y muy popular entre los seguidores de la cultura sij.

El yoga y la alimentación

Si queremos dedicarnos plenamente al ejercicio corporal, sobre todo en el caso de que hagamos regularmente los ejercicios de respiración prana- yama, nuestro cuerpo necesitará el apoyo de una alimentación adecua- da. Tradicionalmente los yoguis procuran evitar los alimentos considera- dos como «rajásicos» (excitantes), como el café o los grandes picantes, y también el ajo y la cebolla. En cambio, sí que recomiendan los lácteos (recordemos que el origen del yoga se sitúa en la India tradicional).

Al principio la alimentación yóguica estaba estrechamente ligada a la medicina ayurvédica de la India. En el Ayurveda se tienen en cuenta muchos factores: la constitución del cuerpo, el estado de salud, las en- fermedades, la edad, el clima de la zona en la que se vive, la estación del año y el estilo de vida.

Así pues, veamos un resumen de algunas recomendaciones generales sobre la comida.

Alimentación poco apropiada

Como el ejercicio nos puede dar energía en gran cantidad, tiene sen- tido el evitar alimentos que nos «muevan» aún más, como las especias picantes, el café o los tés fermentados. Los yoguis recomiendan evitar también la cebolla y el ajo, ya que sus componentes y aceites esenciales influyen de manera intensa en el organismo, favoreciendo estados de excitación.

Sobre la carne, el texto principal *Hathapradipika* nos dice que la carne y el pescado no son apropiados para los yoguis. Es evidente que la carne resulta más pesada en el estómago que la verdura y necesita más energía para su digestión, lo cual aumenta la acidez corporal.

Las reflexiones de tipo ético nos plantean, por otra parte, si queremos apoyar realmente la locura de la elaboración de productos cárnicos, y son fundamentales. «No todo el mundo puede prescindir completamente de la carne», sostienen quienes defienden su consumo esporádico, de vez en cuando. Lo cierto es que para prescindir de la carne con éxito resulta decisivo abstenerse de comerla en la infancia.

Dejar de comerla de mayores supone un esfuerzo realmente notable, pero es posible. Las cuestiones de salud y de ecología son importan- tes, pero si de veras queremos dejarlo, basta con ver algún documental

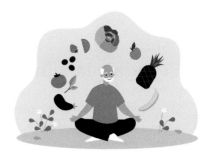

como «Earthlings» («Terrícolas»), un film de 2005 con narración de Joaquín Phoenix (hay versión en español en Internet). Difícilmente se llega a ver por completo: antes habréis decidido dejar de comer animales.

De todas formas, las personas mayores harán bien en no pretender resolver toda una vida en pocos días, ya que los cambios rápidos no duran. Es mejor prestar atención a los beneficios que irán notando en su organismo y considerar cada mejora como un éxito, por pequeño que sea.

¿Qué comen los yoguis? Las tres gunas

La filosofía yóguica considera que la mente está hecha de la parte más sutil o esencia de la comida. Si la comida es pura, la mente dispone de los materiales de construcción apropiados para desarrollar la inteligencia y la memoria. La dieta yóguica apacigua el cuerpo y la mente y estimula el progreso espiritual. Toda la naturaleza, incluso la dieta, se clasifica de acuerdo con tres cualidades o gunas.

- satva (pureza),
- rajas (actividad, pasión) y
- tamas (oscuridad, inercia).

La composición mental de una persona se puede juzgar por la clase de alimentos que prefiere. Los yoguis creen que cada persona toma los alimentos que reflejan su nivel de pureza mental y espiritual. La dieta yóguica se basa en alimentos sátvicos.

Alimentos sátvicos

Los alimentos puros o sátvicos «estimulan la vitalidad, la energía, el vigor, la salud y el regocijo». Y son deliciosos, saludables, nutritivos y placenteros. Estos alimentos purifican y sosiegan la mente y generan ecuanimidad, serenidad y tranquilidad.

Los alimentos sátvicos proporcionan energía, aumentan la fuerza y la resistencia y ayudan a eliminar el cansancio, incluso después de un trabajo agotador.

■ Deberán ser muy frescos y naturales, de cultivo ecológico siempre que sea posible y sin modificaciones genéticas ni conservantes o aromas artificiales. Y se prepararán del modo más natural posible: crudos, hervidos al vapor o ligeramente cocidos.

■ **Son alimentos sátvicos los cereales** como el maíz, la cebada, el trigo, el arroz integral, la avena y el mijo. Y también la quinoa. Hay que incluir en la dieta alimentos de grano grueso, como las gachas de avena y el pan integral: refuerzan los dientes y las mandíbulas y estimulan los procesos de digestión y evacuación. Los cereales proporcionan carbohidratos, que son la principal fuente de energía del cuerpo, y contienen la mitad de los aminoácidos necesarios para la formación de proteínas.

■ **Alimentos ricos en proteínas,** como legumbres, nueces y semillas. Las proteínas son «el material de construcción» del cuerpo. La clave de una dieta vegetariana sana es una buena combinación de alimentos que incluyan todos los aminoácidos necesarios para la producción de proteínas.

■ **Fruta,** tanto fresca como seca, así como zumos de frutas. La fruta es uno de los alimentos importantes en el menú de los yoguis. Los efectos curativos de los zumos frescos son asombrosos. Aportan minerales y vitaminas energéticas y revitalizantes. También fibra (no todos). Y contienen sustancias alcalinas que limpian la sangre.

■ **Hortalizas,** ricas en minerales, vitaminas y fibra. La dieta debería incluir verduras con semillas (como el pepino y el calabacín), todas las hortalizas de hoja, así como las raíces y los tubérculos. Lo mejor es comerlas crudas o muy poco cocidas.

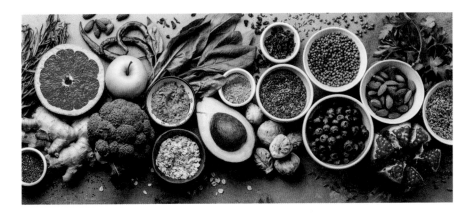

■ **Hierbas** (plantas aromáticas y medicinales), para sazonar y en forma de infusiones.

■ **Edulcorantes naturales,** como la miel, la melaza, el sirope de arce y el zumo concentrado de manzana. Son mucho más recomendables que el azúcar refinado. El azúcar integral forma parte de la dieta yóguica en la India, con el nombre de *jaggery*: se extrae directamente de la caña y no se refina. El azúcar blanco se debe descartar en una dieta sana.

■ **Los lácteos,** como la leche, la mantequilla, el queso y el yogur, que siempre han sido parte esencial de la dieta yóguica. Sin embargo, la industria lechera moderna maltrata a los animales y añade hormonas y antibióticos a la leche. Por eso hoy los mismos yoguis sugieren una alternativa vegetariana cuando es posible. Si, a pesar de todo, se quieren consumir productos lácteos, hay que hacerlo con moderación, ya que aumentan la producción de mucosidad y obstruyen el fluir natural de la respiración.

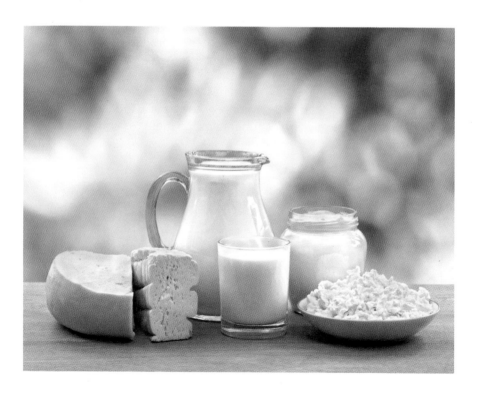

Alimentos rajásicos

La dieta yóguica evita los alimentos rajásicos porque excitan el cuerpo y la mente. Incitan a pasiones y actuaciones turbulentas, producen tensión física y mental, agitan los ánimos y destruyen el equilibrio entre mente y cuerpo, que es imprescindible para alcanzar la felicidad.

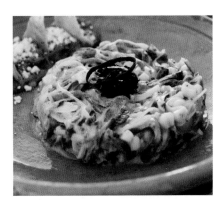

■ La cebolla, el ajo, el rábano, el café, los tés fermentados, el tabaco y los excitantes de toda índole forman parte de esta categoría, así como las comidas muy condimentadas y saladas, los platos preparados plagados de productos químicos y los tentempiés.
■ Si la comida sátvica se consume deprisa y corriendo, se vuelve rajásica.
■ El azúcar refinado (blanco), los refrescos, las mostazas tratadas, las especias fuertes y los alimentos demasiado picantes, amargos, agrios o salados son rajásicos y es mejor evitarlos.
■ Las especias y los condimentos fuertes sobreexcitan la mente e irritan la membrana mucosa del intestino.

Los alimentos rajásicos fomentan la lujuria, la ira, la codicia, el egoísmo y la violencia, que son barreras que separan a una persona de otra y a todas de la comprensión de lo divino. Rajas es la energía que genera discordia en la vida y guerras en el mundo.

Alimentos tamásicos

Los alimentos tamásicos hacen a las personas torpes y perezosas, y las despojan de ideales, propósitos y motivaciones. Además, acentúan la tendencia al aislamiento crónico y a la depresión, y llenan la mente de tinieblas, rabia y pensamientos impuros. La renuncia a las comidas tamásicas debería ser uno de los primeros cambios que hagas en tu vida.

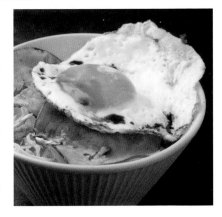

■ La carne, el pescado, las bebidas alcohólicas, la marihuana y el opio son tamásicos. El consumo de carne y el alcoholismo están estrechamente relacionados. La necesidad de alcohol desaparece cuando se elimina la carne de la dieta.

■ Los alimentos tamásicos incluyen la comida rancia y podrida, así como la fruta demasiado madura o demasiado verde.

■ También abarcan la comida quemada, frita, asada a la parrilla o recalentada muchas veces, los platos medio guisados, demasiado guisados o recocidos, así como los productos caducados o los que contienen conservantes, por ejemplo las comidas enlatadas, tratadas y precocinadas.

■ Los alimentos fritos en mucho aceite son indigestos: la grasa impide la acción de los jugos digestivos. La fritura destruye la fina esencia nutritiva que resulta beneficiosa para la salud, y la comida se vuelve tamásica.

■ Los yoguis incluyeron también las setas en esta categoría porque necesitan la oscuridad para crecer. Y también el vinagre, por ser el resultado de la fermentación y dificultar la digestión.

■ Si los alimentos sátvicos se consumen en exceso, se convierten en tamásicos.

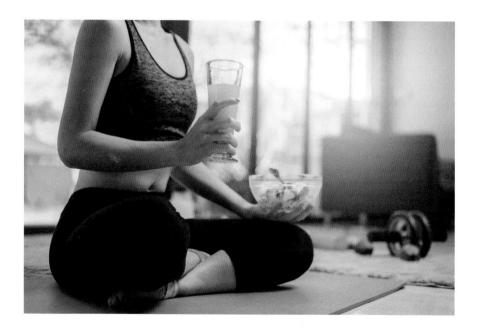

Para una alimentación sana

Seguimos sin cesar en el ciclo del nacimiento y de la muerte. El cuerpo nace, crece, cambia, decae, muere... y vuelve a nacer. El cuerpo fue creado por la comida y vuelve a la cadena alimentaria. Una dieta que no esté en armonía con los principios de una alimentación satisfactoria conduce al deterioro físico, a la enfermedad y a la muerte prematura. Por el contrario, una dieta equilibrada proporciona un elevado nivel de salud, vigor y vitalidad y permite desarrollar al máximo las capacidades innatas.

■ Una buena dieta debe proporcionar al organismo suficientes calorías, así como una cantidad adecuada de nutrientes fundamentales. Para nuestro funcionamiento diario necesitamos una fuente de energía, así como vitaminas y minerales que estimulen la producción de determinadas hormonas y prevengan enfermedades.

■ El agua es otro elemento imprescindible de la dieta. Más del 70% del peso del cuerpo es agua y diariamente perdemos unos 2,5 litros de agua a través de la piel, los pulmones, los riñones y el tubo digestivo. El agua tiene mayor poder limpiador de los tejidos que otras bebidas. Disuelve y distribuye la comida. Es necesaria para la digestión y elimina las impurezas del cuerpo. Mantiene constante la temperatura del cuerpo a través de la evaporación por la piel en forma de sudor.

■ Vale la pena modificar gradualmente tu dieta. Tu cuerpo lo agradecerá y te sentirás mejor. Si algo no es de tu agrado, reduce la cantidad o elimínalo por completo. Con la práctica desarrollarás un criterio interior que te orientará en la selección de una dieta acorde con tu temperamento y constitución; una dieta que te permitirá conservar la eficacia física, la salud y el vigor mental.

■ La vida es una lucha continua, pero también una aventura sin fin. Hay muchos dragones que destruir. Y todavía tendrás que pelear con los enemigos de la salud: el agua contaminada, la mala ventilación, el exceso de trabajo, la comida nociva, los gérmenes y las plagas domésticas, como los mosquitos y las moscas. Estamos sitiados por un ejército invisible de bacterias o microbios patógenos o infecciosos. Además de comprender sus estrategias, puedes fortalecerte y desarrollar tu poder interior siguiendo estos...

Consejos de alimentación sana

■ **Tranquilidad durante la comida.** Cuando comas con familiares o amigos, no discutas ni recuerdes experiencias desagradables. Una conversación amena favorece el entorno equilibrado y lleno de afecto que facilita la digestión y potencia las habilidades del cuerpo para asimilar los elementos nutritivos de la comida.

■ **No comas cuando estés enfadado.** Espera un rato hasta que tu mente se sosiegue y luego prueba la comida. Cuando estás enfadado y nervioso, las glándulas secretan toxinas que se derraman en el flujo sanguíneo.

■ **No tomes alimentos demasiado calientes ni demasiado fríos:** hacen daño al estómago y producen indigestión.

■ **No te fuerces a comer algo que no te guste,** pero tampoco comas sólo las cosas que más te gusten.

■ **Evita las mezclas o malas combinaciones de alimentos:** son difíciles de digerir para el organismo. La dieta sencilla es la mejor.

■ **Toma al menos un plato crudo al inicio de cada comida** para conservar la alcalinidad de la sangre.

■ **Procura no beber durante la comida,** ya que ello diluye los jugos gástricos y produce indigestión y otras molestias estomacales.

■ **Mantén la boca fresca y limpia:** es el guardián del sistema digestivo.

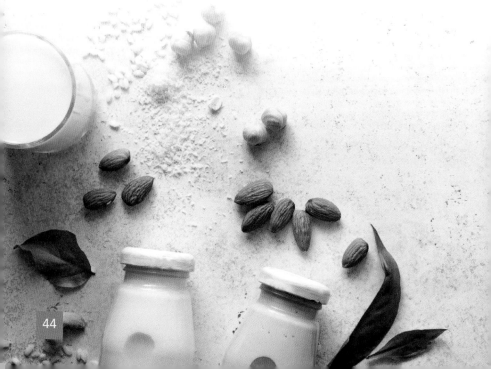

■ **Come despacio y saborea la comida.** Mastícala bien y recuerda que la digestión empieza en la boca. Saborear la comida y masticarla bien estimula el flujo de saliva y otros jugos digestivos.

■ **Come con moderación.** El secreto de la salud y la felicidad estriba en quedarse siempre con un poco de hambre. No sobrecargues el estómago. El exceso de comida dificulta la evacuación, la asimilación y el crecimiento, y hace que los órganos se cansen, estén estresados y sean vulnerables a las enfermedades.

■ **Los glotones y los sibaritas no tienen éxito con el yoga.** Sólo quienes regulen sus dietas podrán llegar a ser yoguis. Llena la mitad del estómago de comida y un cuarto de agua, y deja el otro cuarto para la expansión de los gases.

■ **Come a horas fijas y evita comer entre horas.** Si no tienes hambre a la hora de la comida, ayuna hasta la próxima comida. Come sólo cuando tengas hambre.

■ **Cuece ligeramente la comida.** El exceso de cocción le quita valor nutritivo y sabor.

■ **No comas mucho por la noche.** No cenes arroz ni judías, porque son más difíciles de digerir y te costará despertarte temprano. Si tienes mucha hambre, toma algo ligero, como una pieza de fruta.

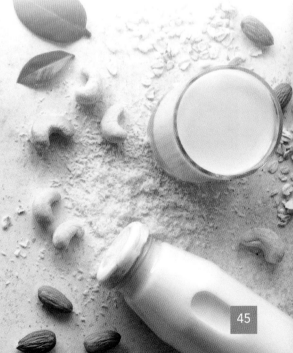

«La dieta moderna destruye el equilibrio natural del cuerpo. El yoga puede ayudarte a sintonizar de nuevo con tu cuerpo.»
SWAMI VISHNU-DEVANANDA

Alimentación de sustitución

Podemos introducir esta serie de alimentos sustitutivos en las recetas más convencionales y comenzar así un cambio gradual a la dieta yóguica.

Alimento	Sustituto yóguico
Cebolla	Col, apio o nabo
Jarabes de maíz	Sirope o melaza de cebada, miel de caña
Huevos como fuente de proteínas	Tofu (más una pizca de cúrcuma, si se desea)
Huevos como levadura	Levadura en polvo o yogur y agua mineral con gas
Huevos como ligazón	1 cucharada de manteca de cacahuete, tahini o tofu licuado por cada huevo o 1 cucharadita de harina de soja
Leche	Leche de soja, de nueces y semillas, de avena o de arroz
Productos cárnicos	Tofu, seitán, tempeh y legumbres
Queso rallado	Copos de levadura
Requesón	Tofu desmenuzado
Vinagre	Zumo de limón

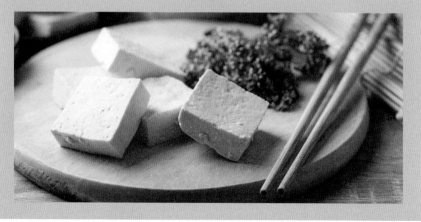

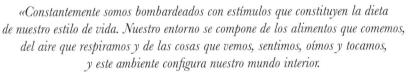

■ Toma zumo de limón con miel por la mañana para mantener la salud y la energía y limpiar la sangre.

■ No practiques asanas después de comer ni cuando tengas hambre. Tampoco es aconsejable hacer trabajos físicos o mentales agotadores inmediatamente después de comer. Por la mañana, tras el desayuno, cuando estás en la plenitud de tus fuerzas físicas y nerviosas, el estómago puede seguir funcionando si haces un ejercicio moderado, como una breve caminata. Después de la cena no debes trabajar. Tu vigor corporal está en sus niveles más bajos y no debes hacer ningún esfuerzo.

■ Después de comer, durante diez minutos, practica la postura de vajrasana (sentado sobre los tobillos con las rodillas y los pies juntos); facilita la digestión.

■ No te conviertas en un esclavo de la comida y la bebida, ni te preocupes demasiado por la dieta. Toma alimentos sencillos y naturales. Si te obsesionas con la comida, crearás un exceso de conciencia corporal.

■ Procura ayunar un día a la semana. El ayuno elimina las toxinas, da un repaso general a tus mecanismos internos y hace descansar los órganos.

«Constantemente somos bombardeados con estímulos que constituyen la dieta de nuestro estilo de vida. Nuestro entorno se compone de los alimentos que comemos, del aire que respiramos y de las cosas que vemos, sentimos, oímos y tocamos, y este ambiente configura nuestro mundo interior.
Para alcanzar el propósito de la vida, la satisfacción y la perfección se necesita una mente tranquila y concentrada. Resulta difícil controlar la mente, puesto que se encuentra en gran medida bajo el control de nuestro cuerpo físico. Si disciplinamos primero el cuerpo físico, la mente será más fácil de controlar. La dieta desempeña un importante papel en este proceso.»

(Swami Vishnu Devananda)

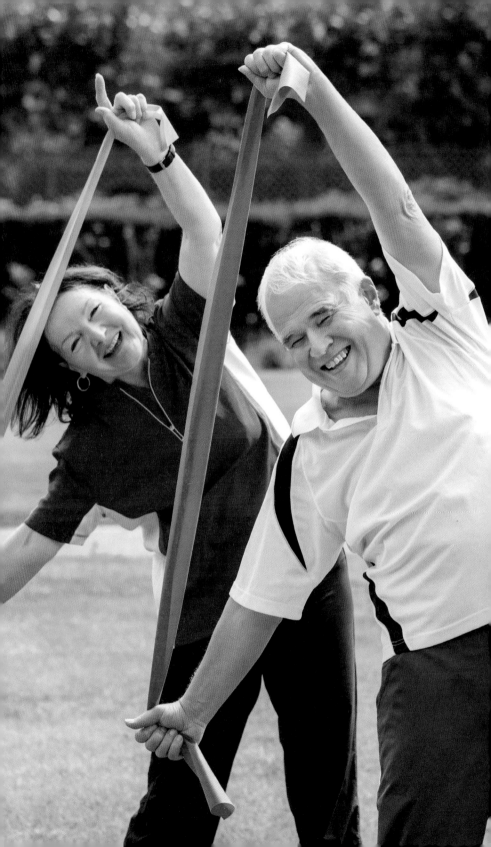

Antes de practicar...

Contraindicaciones para la práctica de Hatha yoga en personas mayores

Una de las reglas fundamentales del yoga es no dañar, ni a uno mismo ni a los demás. Como todo ejercicio físico, la práctica de asanas de yoga no está exenta de riesgos. Se tiene que tener mucho cuidado de no sobrepasar los propios límites y más vale ser cauteloso que imprudente.

Las lesiones en las sesiones de yoga podrían ser graves si no se presta cuidado a los consejos –tanto de este libro como del profesor–, y en el caso de las personas ancianas la cautela debe ser mucho mayor.

■ **Salud.** Es mejor que los debutantes consulten a su médico y le informen de la práctica del yoga, ya que puede haber enfermedades o lesiones que impidan o precisen cambios en la práctica.

■ **Edad.** La edad cronológica no siempre va acompañada de la edad biológica, puedes tener cuarenta años y sentirte como un viejo o tener setenta años y poseer una vitalidad propia de los cuarenta.

■ **Ejercicio practicado.** De ello dependerá la práctica que ejerzas. Una persona mayor que haya practicado toda su vida ya sabe donde pueden encontrarse sus puntos débiles y la resistencia que posee para su práctica. En cambio, a un principiante de mayor edad, le costará mucho más encontrar el ritmo de las clases, porque su cuerpo estará entumecido y con poca flexibilidad. Conviene recordar, además, que con la edad el grado de recuperación muscular u ósea es mucho más lento.

■ **Sin prisa.** Al principio elegiremos las posturas suaves que lleven poco a poco al despertar del cuerpo. Centrando todas las energías en encontrar las asanas y pranayamas que mejor les convengan, evitando llevar a cabo aquellas que no puedan ejercer o entiendan que les superan.

■ **Sin acrobacias de circo.** El yoga nos ofrece un mundo por descubrir sin necesidad de realizar posturas imposibles y poco accesibles para una gran mayoría.

Vamos a repasar algunos trastornos o patologías para evitar aquellas posturas perjudiciales en cada caso. Las patologías más comunes en la tercera edad son trastornos cardiovasculares, deterioro de las articulaciones, problemas respiratorios y diabetes.

■ **Artrosis, osteoporosis, artritis.** Las personas con este tipo de dolencia suelen sufrir dolores muy intensos y la movilidad de su cuerpo se encuentra reducida. Por eso es mejor hacer las posturas cortas que mantenerlas durante largo tiempo, ya que no disponen de fuerza suficiente para retenerla.

Las asanas deberán ser suaves y lentas, nunca presionando demasiado las articulaciones afectadas por la enfermedad.

Asanas poco recomendables: las erguidas en equilibrio y las erguidas en equilibrio con las manos invertidas.

■ **Trastornos respiratorios.** Posturas suaves y cambios lentos. Evitar la práctica activa (puede conllevar a una hiperventilación y cansancio extremo).

Los ejercicios de pranayama tienen que ser extremadamente suaves.

Las respiraciones especiales (kapalabhati, sithali o sitkari) se pueden realizar, pero con supervisión y suspendiendo la práctica al primer malestar o molestia.

Es favorable hacer respiraciones profundas incrementando el número de tiempo de práctica poco a poco.

■ **Diabetes.** Práctica lenta y muy cuidadosa (pueden experimentar un descenso del nivel de azúcar en sangre y mareos).

■ **Enfermedades del corazón.** Si se trata de personas sedentarias no es aconsejable empezar con una práctica de yoga demasiado energética. Las posturas de equilibrio, extensiones plenas y las asanas que requieran demasiada resistencia son inadecuadas. Evitar las retenciones de la respiración.

Kapalabhati y bhastrika (ver pág. 122) no son aconsejables.

Toda práctica que requiera de tensión o presión extrema, incluso en posturas sencillas que opriman el abdomen o pecho pueden resultar perjudiciales.

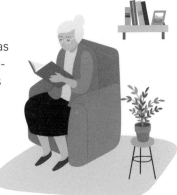

■ **Hipertensión.** Las asanas en extensión, las invertidas y las de equilibrio pueden aumentar la presión sanguínea, así como todas aquellas que realicen con gran esfuerzo. En pranayama es mejor realizar ujjayi o bharamani que realizar técnicas que requieran de la contención de la respiración (podrían llevar a una disminución de la presión arterial).

■ **Insomnio.** En las personas con problemas de sueño es favorable practicar el yoga por las mañanas y evitar la práctica por la tarde-noche, ya que puede activar el sistema nervioso y «despertarnos» en vez de relajarnos, con lo que se promovería un empeoramiento del descanso.
Evitar las posturas energéticas, como la secuencia del saludo del sol y algunas técnicas de respiración rápidas, como bhastrika o kapalabhati.

■ **Lesiones de espalda.** En patologías como hernias discales, discopatías, lordosis o molestias graves de columna, deberán evitar las flexiones sentadas o rotaciones fuertes de columna, ya que pueden producir un empeoramiento por opresión. Son preferibles las flexiones de pie, ya que no ejercen tanta presión en los discos vertebrales. Las transiciones entre las posturas deberán ser suaves y lentas, evitando cambios de posición bruscos que puedan causar más lesiones.

En resumen

Los profesores de yoga tienen que conocer los beneficios de cada una de las asanas, sus contraindicaciones y las variantes indicadas para cada problema de salud. Y los alumnos y practicantes en general han de practicar con conciencia, en contacto con uno mismo, evitando siempre sobrepasar los propios límites personales.
Nuestros mayores pueden realizar una práctica plena del yoga, pero siempre bajo control y evitando riesgos innecesarios para su salud.

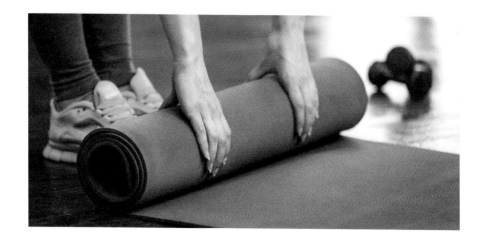

Elementos de soporte para la práctica

Los elementos de soporte son muy útiles para todas aquellas personas con limitaciones físicas que no puedan practicar en la esterilla o bien necesiten de una pequeña ayuda para realizar las asanas.

Estos soportes se usan también sin que existan impedimentos específicos, para intensificar los resultados de las posturas; se trata de ejercicios que acercan al practicante a la postura real.

■ **Silla:** una simple silla (¡de estructura segura y firme!) puede resultar un elemento altamente práctico para desarrollar ejercicios que, de lo contrario, mucha gente no puede practicar. Nos proporciona la posibilidad de prolongar los tiempos de permanencia en la postura y también nos brinda más seguridad y comodidad.

■ **Bloques:** son muy útiles para las personas con menor flexibilidad. Nos ayudan a encontrar una postura más equilibrada, mejorando la alienación del cuerpo y proporcionando apoyo y estabilidad durante la ejecución de las asanas. Suelen ser de corcho.

■ **Cintas:** son un gran elemento de apoyo a la hora de practicar. Facilitan el agarre de pies y manos en diferentes posturas. Funcionan como alargador de brazos y piernas para poder estirar, manteniendo la columna en una posición adecuada y aumentando la fuerza de tracción en la postura. Para ello podemos utilizar también un simple pañuelo largo o una corbata que ya no se usen.

■ **Cojines y mantas:** son de gran utilidad para acomodarse en la relajación o meditación, además de poderlos utilizar para facilitar la postura, evitando tensiones innecesarias.

Tu equipo personal

■ **Una esterilla blanda y cálida** como mínimo de 1,80 x 0,75 m (con goma antideslizante, en el caso de que practiques sobre parqué).

■ **Una esterilla antideslizante y muy fina** para las posturas de pie, los movimientos y para posturas como la de la mesa (medida 1,75 x 0,60 m).

■ **En cuanto al asiento de apoyo,** prueba el asiento dónde más cómodo te encuentres. Para posturas con las piernas cruzadas: un cojín redondo, rectangular, o con forma de media luna. Según tu edad, puedes elegir también un pequeño taburete para estar sentado encima de los talones (necesario en caso de problemas de circulación en las piernas y problemas en las rodillas), que no sea demasiado alto y con la superficie de asiento inclinada hacia abajo en la parte anterior).

■ **Elige una manta** que doblada pueda servirte como apoyo para el cuerpo para taparte durante la postura de relajación, o para colocarla sobre los hombros cuando estés meditando. Lo ideal son mantas no demasiado gruesas (cálidas y preferiblemente de algodón o de lana).

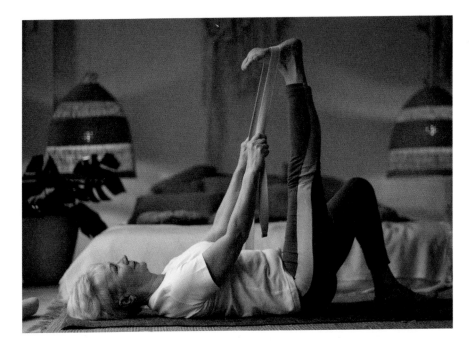

Medicina deportiva y cinemática corporal

Un 99% de práctica y un 1% de teoría, así es como se entiende el camino del yoga. Sin embargo, antes de comenzar con las posturas del yoga, es necesario preparar el cuerpo. Los ejercicios preparatorios hay que entenderlos como si fueran de calentamiento, y podemos considerarlos igual de importantes.

En general ayudan al efecto saludable de las posturas, y disminuyen en gran medida el peligro de lesionarse en caso de sobrecarga o de una mala postura. La preparación y la introducción a las asanas hoy en día es una parte importante en las clases de yoga personalizadas.

También se tienen en cuenta muchos de los conocimientos de la medicina deportiva e incluso de la cinemática corporal, es decir, el estudio del movimiento del cuerpo basado en la física y su relación con el ser humano. Se estudia, por ejemplo, la relación entre el aparato locomotor y los canales o meridianos de acupuntura de la medicina tradicional china.

Los consejos. Cuándo y dónde

Antes de comenzar con tus ejercicios, comprueba tus quehaceres diarios, y comprueba cuándo puedes estar media hora sin ser molestado.

■ A primera hora de la mañana es una buena alternativa. Aunque estés un poco rígido, tienes más posibilidades de estar tranquilo. El ejercicio te despertará y animará la circulación y la digestión.

■ Con unos pocos minutos ya puedes practicar algunos estiramientos, pero quizá puedas realizar dos sesiones de unos 15 minutos, una por la mañana y otra por la tarde (las respiraciones pranayama mejor por la mañana).

■ Asegúrate de que tu última comida o tu último tentempié lo has ingerido con dos horas de antelación. Evita el café o el té negro siempre que puedas, pero sobre todo antes de los ejercicios, ya que los efectos de la cafeína (o de la teofilina) reducen los efectos de los propios ejercicios sobre el organismo.

■ El lugar: Cualquier espacio es válido mientras tenga al menos entre 3 y 4 m^2 y te encuentres cómodo y tranquilo. Deberías contar con la posibilidad de

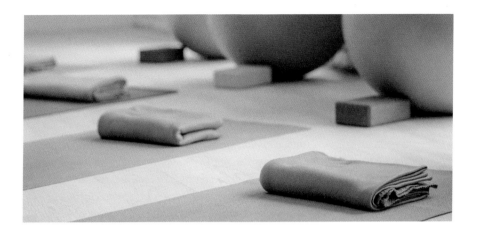

poder ventilar tu espacio destinado al yoga (que normalmente ha de estar templado), pero sobre todo conviene que puedas cerrar la puerta.

Cuándo no practicar yoga

■ Si no dispones del tiempo suficiente, estás esperando una llamada o piensas que te pueden interrumpir.

■ En caso de enfermedad, cuando tengas un resfriado, una gripe o una inflamación. Tras una enfermedad importante, cuídate durante bastante tiempo (sobre todo, tras la toma de antibióticos).

■ Si padeces alguna lesión aguda relacionada con tu función motriz (lumbago, problemas con las rótulas, ciática y demás dolores fuertes). En estos casos el cuerpo lo que necesita es descanso.

■ En caso de dolores de espalda, en especial si son importantes.

■ En caso de trastornos psíquicos fuertes (por ejemplo, una psicosis o una depresión). Las posturas, y sobre todo, los ejercicios de respiración, «sacuden» la cavidad torácica (que te ofrece seguridad y estabilidad).

■ Practica las posturas avanzadas con sumo cuidado si tu circulación y presión sanguíneas tienden a variar. Una presión demasiada baja se regulariza normalmente al cabo de un tiempo de estar practicando movimientos y posturas. Pero si tu presión es más bien alta, o tienes serios problemas de circulación (problemas de circulación arteriales, mareos, flebitis), consulta antes a tu médico.

■ Es conveniente que las mujeres vigilen cómo responde su cuerpo a los ejercicios durante la menstruación y la menopausia.

Vocabulario básico

A lo largo de los ejercicios aparecerán determinados términos típicos dentro de la práctica del yoga. Aquí los hemos resumido, con la explicación correspopndiente.

◆ **Movilización:** reanimar articulaciones antes inmóviles, y hacer que los músculos sean nuevamente flexibles.

◆ **Contracción / contraer:** poner en tensión un músculo o una serie de músculos.

◆ **Contraer la pelvis:** poner en tensión los músculos de la pelvis (ver página 57); los músculos del orificio anal (en las mujeres, también la vagina y la uretra); los músculos paralelos a la región perineal, así como el esfínter (ocurre al mismo tiempo que el músculo anal).
Toda la pelvis se levanta o, mejor dicho, se contrae hacia dentro. De esta manera se relajan los grandes músculos de la parte glútea. Sueles contraer tu pelvis, por ejemplo, cuando has de ir al servicio y están todos ocupados.

◆ **Los pies en paralelo:** la línea de la mitad de las articulaciones de los pies tiene que apuntar hacia delante, siendo paralelas entre el segundo y el tercer dedo. En la mayoría de casos suelen estar también paralelas las partes exteriores de los pies.

◆ **Distancia de cadera:** la distancia entre las piernas / los pies. Mantener verticales las piernas, que salen de las caderas a través de las rodillas y articulaciones de los pies hasta el espacio comprendido entre el segundo y el tercer dedo del pie. Los pies mantienen una separación entre sí (10 cm) que permita colocar otro pie más entre ellos.

◆ **Distancia de pelvis:** la distancia comprendida entre las piernas/los pies entre sí. Las piernas han de situarse de forma vertical desde la pelvis hasta la parte exterior de los pies. Los pies se sitúan entre ellos a aproximadamente 30-35 cm de distancia.

◆ **Distancia de hombros:** la distancia de las manos entre sí, cuando se apoyan por ejemplo en el suelo. Los brazos han de colocarse de forma vertical, saliendo de las articulaciones de los hombros y pasando por el medio de los codos y articulaciones de las manos hasta el tercer dedo. Las manos mantienen una distancia de 30-35 cm entre sí.

◆ **Las manos en paralelo:** con los dedos normalmente separados entre sí, los dedos del medio de las dos manos están paralelos entre sí.

◆ **Nuca alargada:** la cabeza se mueve hacia arriba y hacia abajo, tocando con su base la parte inferior y superior de la nuca. La nuca se estira suavemente sin que se forme papada.

La pelvis

¡Es básico que podamos recuperar la pelvis! La postura de la columna vertebral depende de la pelvis, que es su base. En la mayoría de personas, la pelvis tiende a echarse hacia delante cuando están de pie, sentadas sobre sus talones y en un sinfín de asanas.

Por este motivo, la parte inferior de la espalda forma una lordosis, lo que provoca que el resto de la columna intente compensar esta posición errónea para mantener la cabeza erguida.

Y por eso, uno de los ejercicios más importantes del yoga consiste, sencillamente, en ¡levantar la pelvis y mantenerla erguida!

Levantar la pelvis

Erguir la pelvis equivale, sobre todo, a levantar el hueso sacro. Este hueso plano que, junto al cóccix, forma la parte inferior de la columna vertebral, está unido a la pelvis como si de una cuña se tratara. La pelvis está unida a dos articulaciones, la del hueso ilíaco y la del hueso sacro.

El hueso sacro está unido, a través de numerosos ligamentos que se mantienen tensados, a las vértebras lumbares, el ilion y el isquion. Estos ligamentos estabilizan el hueso sacro en el interior de la pelvis, pero concediéndole cierto movimiento, ya que cuenta con la posibilidad de moverse en estas articulaciones un poco hacia delante, hacia atrás, hacia arriba y hacia abajo.

Para levantar la pelvis nos interesa el movimiento que va hacia atrás y hacia arriba. Para ello, la parte superior del hueso sacro se mueve visiblemente hacia atrás y hacia abajo; la parte inferior de la espalda se estrecha

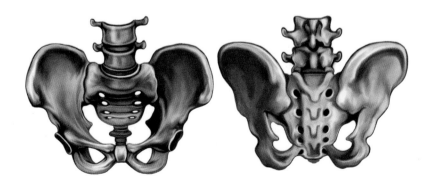

y se alarga. Al mismo tiempo, la parte inferior del hueso sacro y el cóccix que está unido a él tienden a moverse hacia abajo y hacia delante en dirección al centro de la pelvis.

El mejor método para mantener «fijo» el cóccix es fortalecer la musculatura de la pelvis, para que de esta manera quede «anclado» en su propia posición a través de sus ligamentos.

Mejorar la postura entera

Si poco a poco puedes hacer las posturas de yoga con constancia verás que incrementas la fuerza de la pelvis a través de los ejercicios diarios. Entonces el cóccix se yergue un poco, fortaleciendo la parte inferior de la espalda. La contracción de los músculos de la pelvis provoca además que los ligamentos se estiren y las piernas giren un poco hacia fuera.

Gracias a este ejercicio se mejoran posturas en las que las piernas están arqueadas o malformadas, como también es el caso de los pies planos.

Si la pelvis está débil

En la mayoría de casos, los diferentes músculos de la pelvis no sólo son poco conocidos, sino que también suelen estar débiles. Entonces la pelvis no sólo pierde su soporte, cayendo hacia delante, sino que va descendiendo con el paso de los años. Con ella descienden también la matriz y la vejiga, y la sangre se acumula en los vasos sanguíneos de la pelvis (por lo que pueden aparecer hemorroides).

La tensión-contracción repetida y consciente de los músculos de la pelvis mantiene elástica y estable la parte inferior de nuestro cuerpo. Simultáneamente, las venas suprimen la sangre acumulada.

Tres capas de músculo

La apertura inferior de la pelvis está sellada por los músculos de la base, que se compone de tres capas de músculo diferentes. La parte exterior se sitúa como un ocho alargado alrededor de las aperturas, en la base de la pelvis.

En el caso de la mujer, alrededor de la vagina, el ano y la uretra; en el del hombre, alrededor del ano y de la uretra. Las fibras de los músculos de esta capa se asientan de adelante (desde el hueso del pubis) hacia atrás (al cóccix).

De forma parecida, pero abarcando una superficie mayor, se encuentra la capa interior. Los músculos de esta capa, los glúteos, se sitúan formando una "V" desde el cóccix hacia delante, dejando la apertura de la "V" libre para el ano, la uretra y la vagina. Los glúteos se sitúan, como si de una "concha de músculo" se tratara, debajo, en la cavidad pélvica.

La capa central se une en horizontal con las demás para estabilizar la apertura de la parte central de la pelvis. Ésta une el cóccix a la altura del perineo, en la región entre el ano y los órganos sexuales.

A nosotros nos interesan sobre todo los músculos que rodean el ano y los glúteos que están unidos a él. Ambos están unidos hacia atrás con el cóccix. Si se contraen, el cóccix es desplazado hacia delante y abajo hacia la pelvis, la cual se yergue de inmediato.

Los músculos de la pelvis están conectados unos a otros de tal manera que siempre los contraemos o soltamos al mismo tiempo. Los únicos músculos que movemos de forma consciente son los del ano y los de la uretra. Cuando contraemos los músculos del ano, el músculo interior (el glúteo) lo hace también automáticamente, como en el caso del músculo de las mujeres que rodea la vagina y que está conectado al músculo de la uretra.

Los únicos músculos que tenemos que entrenar con especial atención son los músculos del perineo que, vistos desde un plano horizontal, unen un isquion con otro. En el caso de que sufras a menudo dolores en la zona del lumbago, procura entrenar estos músculos con frecuencia, ya que cuando contraigas los isquiones, te restarán mucha presión entre el hueso sacro y la pelvis a las articulaciones.

Si no estás muy familiarizado con mover la pelvis, entonces te vendrán muy bien estos ejercicios, en los que utilizarás la mano para comprobar si se mueve algo.

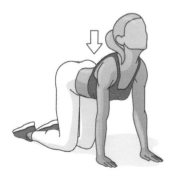 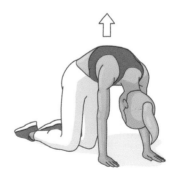

Descubrir la pelvis. Ejercicios

■ Túmbate de espaldas en el suelo con algunos cojines debajo de los hombros. ■ Colócate de tal forma que puedas tocar sin esfuerzo el perineo (entre el ano y la vagina / el escroto) con las puntas de los dedos. ■ ¿Cómo percibes tu pelvis? ¿No la sientes espaciosa y viva? ■ Tensa los músculos del perineo espirando el aire, y suéltalos cuando inspires. ■ Observa el pequeño movimiento debajo de las puntas de tus dedos: cuando estás tensando el perineo, éste se desplaza hacia dentro, cuando lo relajas, vuelve a su sitio. Practica este ejercicio hasta que sientas claramente este movimiento. Entonces sabrás que tu pelvis «funciona», aun cuando no percibas este movimiento con claridad desde dentro.

La zona lumbar

1. De espaldas, levanta las piernas sin presionar demasiado los pies contra el suelo para que tu zona lumbar se curve ligeramente sobre el suelo. ■ Contrae, espirando el aire, los músculos de la región pélvica y observa cómo desciende la parte posterior de tu cadera hasta el suelo. ■ Inspirando nuevamente, vuelve a soltar la contracción y observa cómo se vuelve a elevar la zona lumbar.

Repite estas contracciones y relajaciones según el ritmo de tu propia respiración.

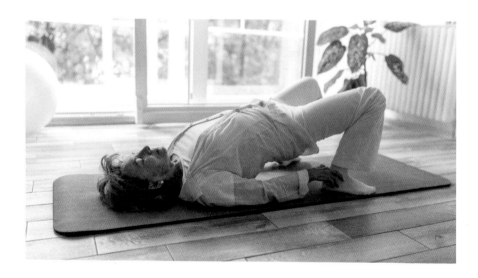

La espalda y la pelvis

2. Siéntate erguido, colocándote debajo un cojín o un taburete sobre los talones o en el filo de una silla. ■ Pon las manos en las caderas, apuntando los pulgares hacia atrás y los demás dedos hacia delante. ■ Deja que la pelvis caiga relajadamente hacia delante hasta que tu columna también caiga un poco hacia la misma dirección. ■ Contrae, espirando, los músculos de la pelvis. Observa cómo la pelvis se yergue bajo sus manos y cómo se estira la zona lumbar.

Repita estas contracciones y relajaciones siguiendo el ritmo de su respiración.

La capa central de músculo

3. Sentado, desliza las manos debajo de las nalgas hasta que puedas sentir el cóccix. ■ Deja que la pelvis caiga relajadamente hacia delante hasta que la columna también caiga un poco hacia delante. ■ Mientras espiras, junta con fuerza ambos isquiones. Una vez tensados los músculos, sentirás que los isquiones se contraen debajo de tus manos hacia dentro. Observa cómo se yergue la pelvis y cómo parece querer expandirse hacia arriba, mientras que se alarga la zona lumbar. ■ Relájate; mientras inspiras notarás cómo los isquiones vuelven a presionar las manos.

Repite este proceso siguiendo el ritmo de tu respiración.

Más fuerza en la región pélvica

■ Siéntate cómodamente y erguido. ■ Contrae con fuerza, mientras espiras, la musculatura pélvica y relájala antes de inspirar nuevamente. Procura que los músculos glúteos permanezcan relajados. Alterna esta contracción y relajación aproximadamente 20 veces.

Al cambiar de postura

¿Cuál es la mejor manera de cambiar de una postura a otra? Sorprende el número de personas que se hacen daño cuando se incorporan estando echadas o agachadas, sentadas, cuando se levantan o se sientan en una silla. Y no digamos si se trata de personas mayores.

Tratándose de movimientos y actividades cotidianas, es muy importante llevarlos a cabo de tal manera que respeten las exigencias propias de la biomecánica, de «la estructura» de las articulaciones y de la estáti-

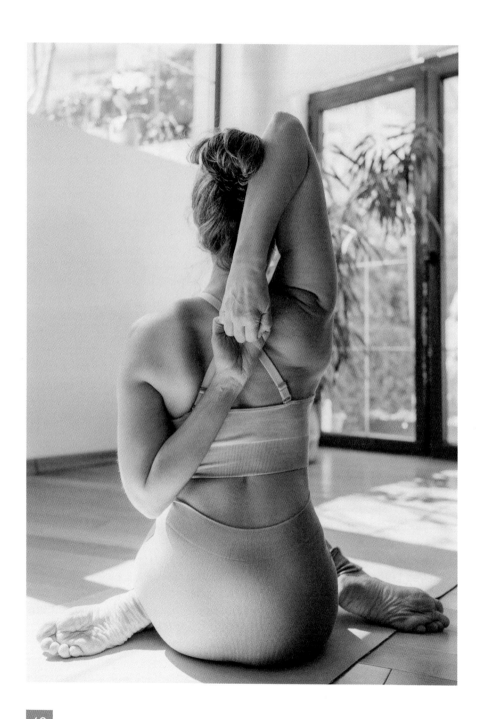

ca. Se trata de aprender a realizar todos los movimientos diarios según las leyes de construcción del cuerpo para no atentar contra él.

Veamos algunas ayudas para la espalda y los cambios de postura en los ejercicios de yoga.

Ayudas para la espalda

En general, siempre lo mejor es que la mayor parte del trabajo se la dejemos a los músculos de los brazos, las piernas y la pelvis. Nos basamos en cambios de peso para que la musculatura del tronco, diseñada para la sustentación y de constitución más endeble, no sufra tanto. Sin embargo, en ocasiones, por ejemplo al agachar o al incorporar, la musculatura de la espalda se activa conscientemente para proteger los discos intervertebrales.

Lo más importante siempre es evitar condiciones desfavorables para levantar pesos, porque pueden producirse presiones increíblemente altas para la columna vertebral. Los grandes cambios de postura deben realizarse siempre paso a paso.

De estar de espaldas a estar sentado

1. Elevarse del suelo con las manos. De espaldas, desliza las manos entre la cadera y el suelo. ■ Presiona con fuerza con las manos y con los antebrazos contra el suelo. A través de la "fuerza de elevación" que provocan los brazos, tu tronco se levantará sin que tenga que recurrir a los músculos de la espalda.

2. Elevarse con las manos alrededor de la rodilla. Echado en el suelo, aproxima una pierna hacia el cuerpo. Coloca las manos entrelazadas alrededor de la rodilla. ■ Aleja la rodilla del cuerpo y, gracias al peso y a la fuerza de la pierna, colocarás el cuerpo en posición de estar sentado. La siguiente variante es muy recomendable si tienes una espalda sensible o padeces dolores:

3. Elevarse de costado. Echado, levanta las dos piernas, una detrás de la otra, y apóyalas en el suelo flexionadas. Gírate sobre el costado derecho (o izquierdo). ■ Apóyate con tu brazo derecho (o izquierdo) contra el suelo y empuja el tronco hacia delante en dirección a las piernas. Lentamente te desplazarás desde un costado hacia el centro, para permanecer sentado sobre las piernas (completamente apoyadas sobre el suelo).

Éste es un ejemplo de la calma y parsimonia con que debemos cambiar de posición durante la práctica de las asanas de yoga.

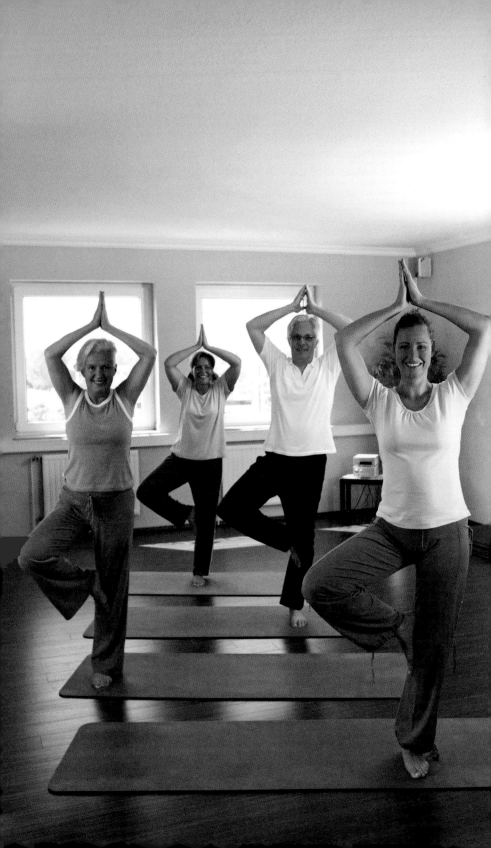

Los ejercicios

Calentamiento para personas poco flexibles

Los calentamientos son posturas que podemos hacer casi a cualquier hora. Aunque es habitual que los llamemos así en una clase de yoga, podemos hacerlos sueltos y comenzando por cualquiera. Sí que es conveniente, cada vez que doblemos el cuerpo, pensar en compensarlos, por ejemplo doblando una vez en forma de «u» y la otra en forma de «n», como en estas dos primeras muestras.

Puede ser que un día quieras hacer más y más posturas, mientras que otras veces es posible que sólo quieras tumbarte sobre la mantita. Lo importante es practicar… cada día!

Encogidos de rodillas
■ Simplemente túmbate boca arriba, acerca las rodillas al pecho y abrázalas (¿así que pensabas que el yoga era difícil…?).

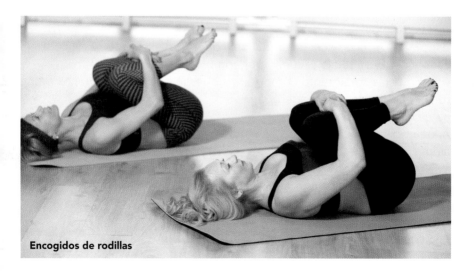

Encogidos de rodillas

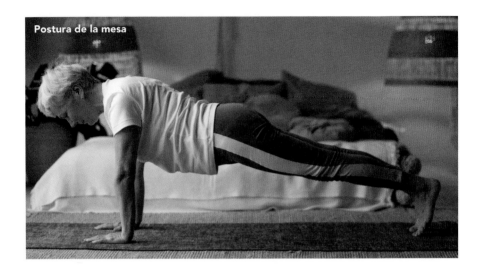

Postura de la mesa

Postura de la mesa
- Ponte a cuatro patas.
- Estira la columna y levanta los hombros.

El ovillo
(Estiramiento de lumbares con silla)
- Siéntate en la silla y separa las piernas de forma que estén a la anchura de las caderas.
- Inclina el tronco hacia delante y deja que todo el cuerpo se relaje. Deja caer la cabeza y relaja el cuello por completo.
- Si no estás totalmente cómodo, prueba de colocar una manta o una toalla enrolladas en la cadera, e inclínate de nuevo hacia delante.
- Esta postura permite muchas variaciones.

El ovillo

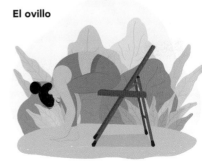

Postura del muerto con silla
- Túmbate en el suelo, con las pantorrillas sobre el asiento de la silla.
- Colócate un almohadón o una manta debajo de la cabeza si lo prefieres.

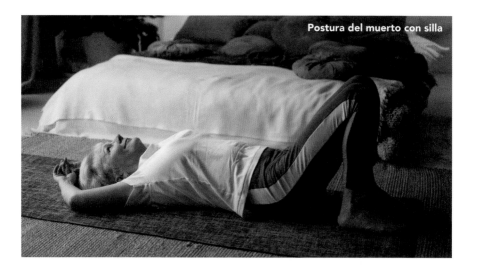

Postura del muerto con silla

■ Tápate los ojos con una pequeña toalla o con tu cinta de yoga, y ponte tapones en los oídos si te gusta.

■ Con cada exhalación, relájate un poco más.

Postura del pilar

■ Túmbate con las nalgas apoyadas contra la pared, o tan cerca de ella como puedas.

■ Estira las piernas hacia arriba sin doblar las rodillas, y flexiona la punta de los pies hacia ti.

■ Fácil, ¿verdad? (bueno, quizá no tanto...)

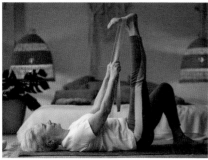

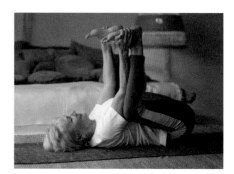

Postura del pilar

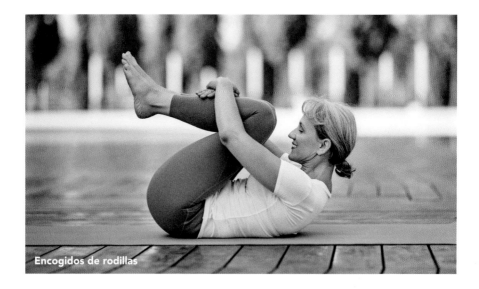

Encogidos de rodillas

Encogidos de rodillas

■ Tal cual estás en la postura del pilar, puedes repetir esta postura que acabamos de ver. Te acercas las rodillas al pecho y las abrazas. Y si ves que puedes, prueba a levantar la cabeza. ¡Aunque sólo sea un momento!

La cabezada

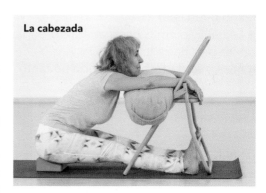

La cabezada

■ Siéntate en una posición cómoda delante de una silla.

■ Te parecerá increíble, pero ¡en esta postura puedes llegar a curvar la espalda!

■ Siéntate sobre unas mantas dobladas y estira las piernas.

■ Coloca la frente directamente sobre el asiento de la silla, sobre las manos o los antebrazos, o sobre unos libros o mantas apilados en el asiento... Lo que te resulte más cómodo.

■ Con cada exhalación, deja que cuerpo y mente se vayan relajando cada vez más.

Postura del arquero

■ Siéntate y estira las piernas.

■ Dobla la rodilla derecha y sujeta el pie con la cinta por debajo de los dedos. Endereza la rodilla y levanta la pierna hacia el techo, flexionando los dedos de los pies hacia ti.

■ Sigue estirando la zona lumbar e irguiendo el esternón.

■ No arriesgues la espalda y las rodillas en busca de más altura.

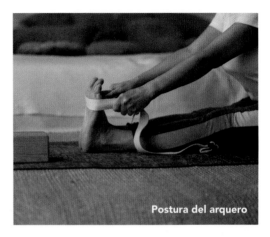

Postura del arquero

Postura del árbol

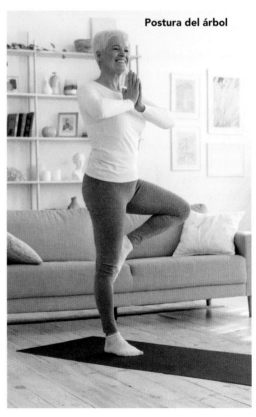

Postura del árbol

■ Ponte de pie, con el lado izquierdo del cuerpo de cara a la pared y los pies juntos.

■ Dobla la pierna izquierda de forma que la rodilla toque la pared y el pie repose sobre el abductor derecho.

■ Coloca la cinta (o una corbata) alrededor de la espinilla, si necesitas ayuda para mantener la pierna levantada.

■ Presiona el pie contra el muslo y éste contra el pie.

■ Deshaz la postura y cambia de lado.

■ A medida que vayas progresando, podría ser que ya no necesites la cinta ni la pared…

Estiramiento de brazos hacia delante

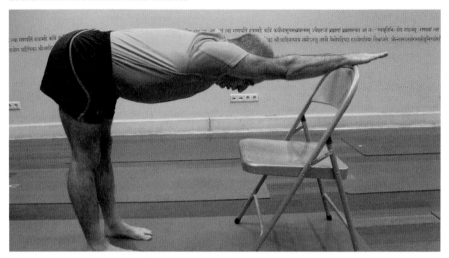

Estiramiento de brazos hacia delante
■ Túmbate boca abajo, de cara al respaldo de la silla.
■ Coloca las manos tan arriba de la silla como puedas.
■ Ensancha los hombros separando los omóplatos e intenta enderezar los codos.
■ Si te resulta demasiado fácil, o los codos no están rectos, aleja el cuerpo de la silla.
■ Levanta las patas delanteras de la silla y muévela un poco hacia delante. Intenta empujar las patas delanteras de la silla hacia el suelo.

Estiramiento de brazos hacia arriba
■ Siéntate en la silla de cara a la pared (¿te recuerda «el rincón de pensar»?)
■ Coloca las manos sobre la pared, tan arriba como puedas.
■ Sube la pared con los dedos de las manos, estirándote desde la zona lumbar.
■ ¡Deja que los dedos suban la pared «andando»!

Perro cabeza abajo
■ Coloca el respaldo de la silla contra la pared.
■ Arrodíllate a unos 60-75 cm del asiento de la silla y coloca las manos en el borde.

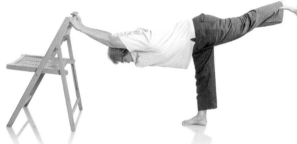

Perro cabeza abajo

■ Ponte de puntillas, estira las piernas, levanta las nalgas e inclina el torso hacia abajo.

■ Intenta estirar brazos, piernas y espalda tanto como puedas.

■ Si esto es demasiado fácil, coloca las manos sobre unos libros gruesos o en el suelo.

■ No sé por qué se llama a esta postura del «perro». Los perros no trabajan tan duro, y además, ¡mi gato hace esta postura!

Postura del niño

■ Desde una posición arrodillada, separa los muslos, coloca las nalgas sobre los talones y lleva el torso hacia el suelo.

Descansa la frente sobre el suelo, un libro o una manta.

■ Si tu cuerpo no llega hasta los talones, coloca sobre los pies una o dos mantas dobladas.

■ Inspira hasta notar el aire en la zona lumbar, y con cada exhalación deja que tu cuerpo se relaje cada vez más.

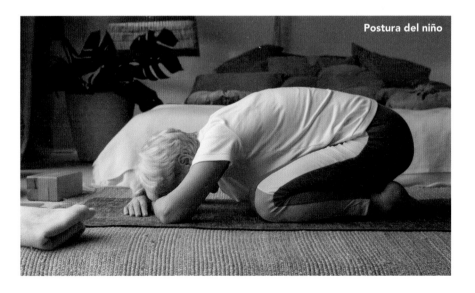

Postura del niño

71

Torsión con silla

■ Siéntate en el borde de la silla, con el lado izquierdo del cuerpo de cara al respaldo.

■ Mantén los pies y las rodillas juntos y a la misma altura durante toda la postura.

■ Coloca las manos en el respaldo.

■ Estira la espalda con cada inhalación y gira el tronco hacia el respaldo con cada exhalación, empujando con la mano izquierda y estirando con la derecha.

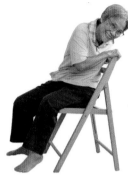

Torsión con silla

■ Repite la serie inhalación/estiramiento, exhalación/torsión varias veces.

■ Deshaz la postura y cambia de lado.

El escritorio

■ Túmbate boca arriba, con los pies separados a la anchura de las caderas y tan cerca de ellas como puedas.

■ Levanta ligeramente las caderas, sujétate las manos por detrás de la espalda y mueve los hombros hacia atrás.

■ Ahora levanta las caderas lo máximo que puedas.

■ Mantén esta postura tanto tiempo como te sea posible. Descansa y vuelve a intentarlo.

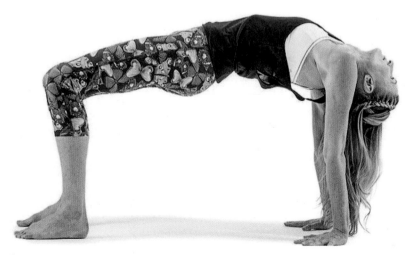

El escritorio

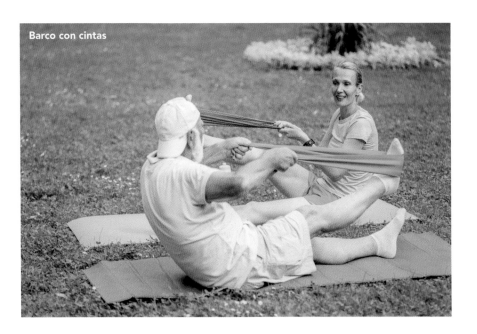

Barco con cintas

Barco con cintas (o pañuelo, o corbata...)
■ Pasa el pañuelo o la cinta por debajo de los dedos de los pies y luego colócalos sobre la pared, a unos 60 cm del suelo.
■ Inclínate ligeramente hacia atrás, de forma que el torso forme una «V» con las piernas.
■ Estira la espalda, levanta el esternón, aprieta un muslo contra el otro y presiona los pies contra la pared.
■ Si esto es demasiado fácil, haz la postura sin la pared, como en la foto, presionando firmemente los pies contra la corbata. Puedes probar primero con un pie... ¡y luego con los dos!

Abdominales de yoga (pueden hacerse con silla)
■ Túmbate boca arriba. Dobla las rodillas y coloca los pies sobre la silla (si es el caso), separándolos a la anchura de las caderas.
■ Coloca las manos detrás de la cabeza e intenta tocarte las rodillas con los codos (¡más de una vez!).
■ Tras este movimiento, baja la espalda hasta quedar a medio camino del suelo.

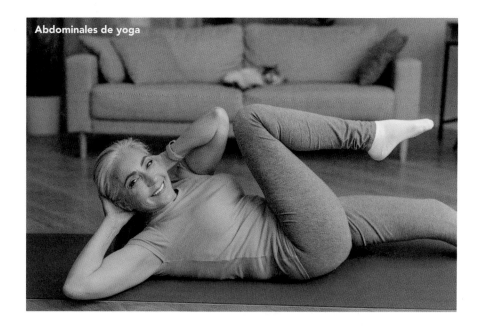

Abdominales de yoga

Abdominales de yoga II
■ Partiendo de la posición anterior, lleva el pie derecho a la rodilla izquierda.
■ Siéntate e intenta tocar varias veces la rodilla derecha con el codo izquierdo.
■ Cambia la posición del pie, y lleva el codo derecho hacia la rodilla izquierda.
■ Tras tocar la rodilla con el codo, baja la espalda hasta quedar a medio camino del suelo (¿estás respirando?).

Postura del muerto con silla
■ Puedes volver a esta postura que hemos visto antes. Túmbate en el suelo, con las pantorrillas sobre el asiento de la silla.
■ Colócate un almohadón o una manta debajo de la cabeza si lo prefieres.
■ Tápate los ojos con una pequeña toalla o con tu cinta de yoga, y ponte tapones en los oídos si te gusta.
■ Con cada exhalación, relájate un poco más.

Estiramiento de brazos hacia arriba

- Siéntate en una silla de cara a la pared.
- Coloca las manos en la pared tan arriba como puedas y sube «andando» con los dedos de las manos, estirándote desde las lumbares.
- Ensancha los hombros, separando y levantando los omóplatos. Mantén relajados los hombros, la garganta y el cuello.
- Cuando pienses que has alcanzado el máximo estiramiento, descansa un momento mientras tu cuerpo se ajusta a la postura; entonces estírate un poco más.
- Descansa y repite varias veces.

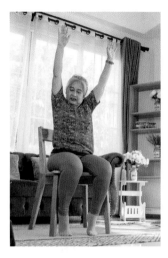

Postura del ángulo recto

- Colócate de pie cerca de la pared (o con una silla) y apoya las manos en ella, a la altura de la cintura. Las manos deberían estar a la anchura de los hombros y los pies, a la de las caderas.
- Da unos pasos hacia atrás, hasta que el tronco y las piernas formen un ángulo recto.
- Estira los brazos presionando las manos contra la pared. Estira la espalda tanto como puedas, así como las rodillas y los codos. Cuanta más presión hagas contra la pared, más se estirará la espalda.
- Para deshacer la postura, da unos pasos hacia delante. Pruébala un par de veces.

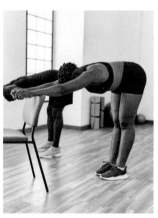

Ahora pasaremos a cuatro series de posturas de yoga y estiramientos sencillísimos.

Cuatro series básicas de yoga y estiramientos para personas mayores

Primera serie

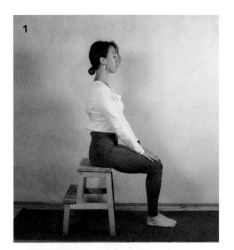

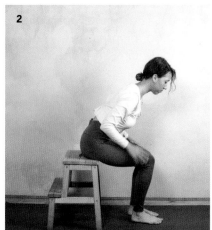

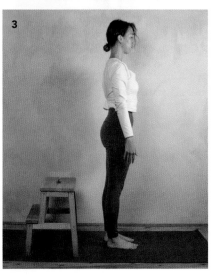

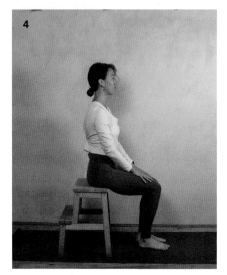

1-4 ■ Comienza sentándote sobre una silla o una banqueta y alarga la espalda, separando ligeramente las piernas. Enraiza las plantas de los pies sobre la esterilla y con los ojos cerrados comienza a observar tu respiración. ■ Siente cómo entra el aire y cómo sale, trayendo conciencia a tu cuerpo. Inclina tu espalda a 45° hacia delante y levántate sintiendo todo el peso de tu cuerpo en los pies. Después vuélvete a sentar.

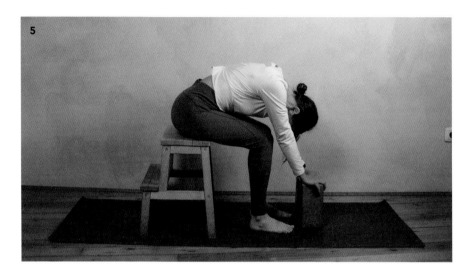

5

5 ■ Inclínate completamente hacia el suelo, apoyándote sobre un bloque o un soporte que te permita soltar cómodamente la espalda.

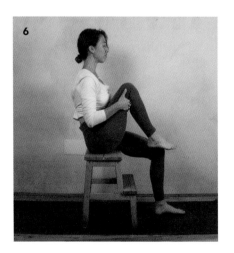

6

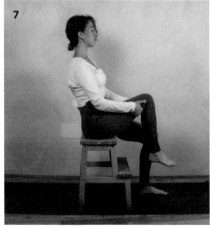

7

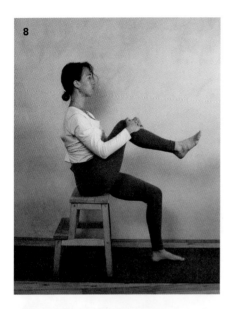

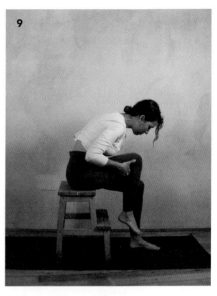

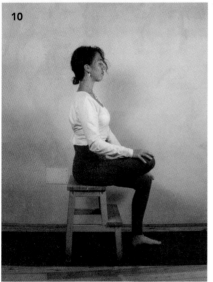

6-10 ■ Mantente con la espalda recta y lleva tus manos por debajo de la rodilla mientras ésta se flexiona. ■ Lleva la rodilla hacia el pecho. Haz movimientos ascendentes y descendentes, notando la movilidad de la cadera. ■ A continuación apoya el pie en la rodilla contraria, manteniendo tu espalda alargada. Puedes inclinarte hacia delante para intensificar la extensión de la cadera.

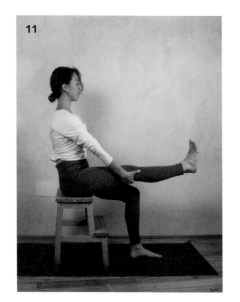

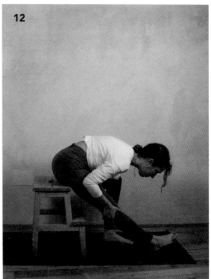

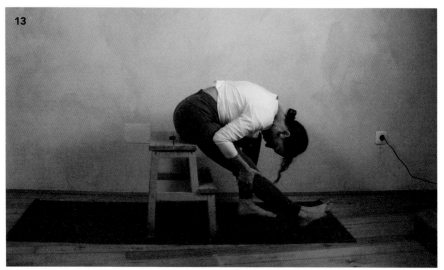

11-13 ■ Manteniendo la espalda recta, alarga la pierna hacia delante con los pies activos. Puedes ayudarte con la mano y sujetarte la rodilla manteniendo la pierna completamente estirada. ■ Baja la pierna estirada hacia el suelo e inclínate hacia ella.

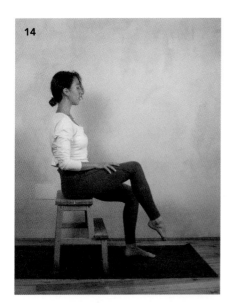

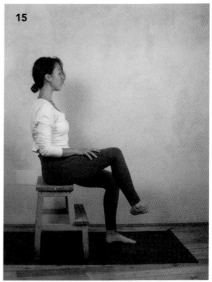

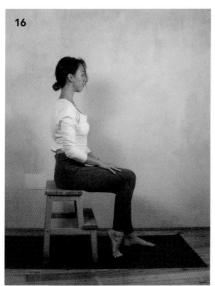

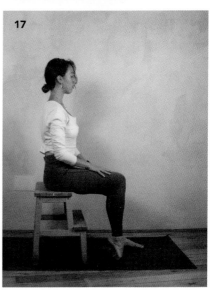

14-17 ■ Con la rodilla flexionada, comienza hacer rotaciones circulares con el tobillo. ■ Apoya los dedos de los pies contra la esterilla y siente el peso sobre ellos. Flexiónalos hacia delante y hacia atrás.

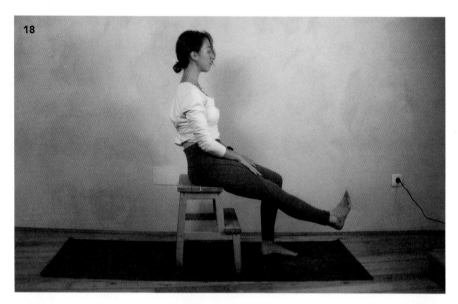

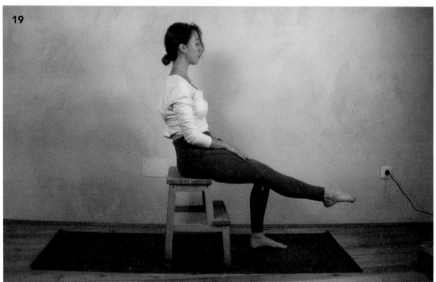

18-19 ■ Seguidamente estira la pierna y comienza a flexionar el tobillo hacia delante y hacia atrás. Repite tantas veces como necesites.

Segunda serie

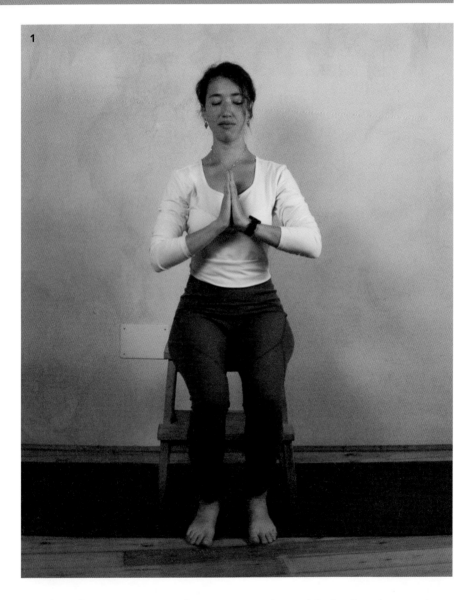

1 ■ Lleva las manos juntas frente a tu pecho, relaja los hombros y cierra los ojos. ■ Mantén la espalda estirada, separa ligeramente las rodillas y siente el peso de tu cuerpo sobre las plantas de los pies. ■ Escucha el sonido de tu respiración, cada vez más pausada y más armónica.

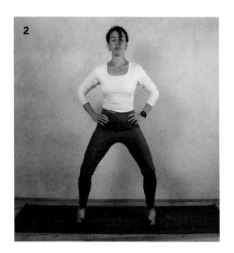
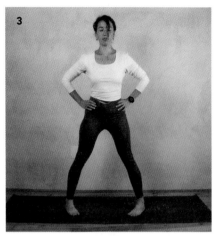

2-3 ■ Nos colocamos de pie para calentar la parte inferior de nuestro cuerpo. Llevamos las manos a la cintura, colocando los empeines contra el suelo y abriendo ligeramente la rodillas hacia fuera. ■ Seguidamente colocamos los pies y las rodillas mirándose entre sí.

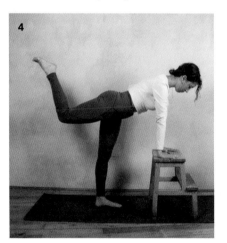
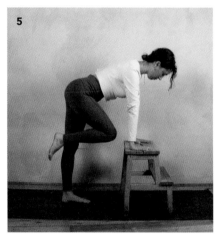

4-5 ■ Con las manos separadas sobre una silla o una banqueta activamos bien los brazos empujando las manos sobre nuestro soporte. ■ Flexionamos la rodilla mientras que el pie mira hacia el techo. Flexionamos hacia abajo y hacia arriba.

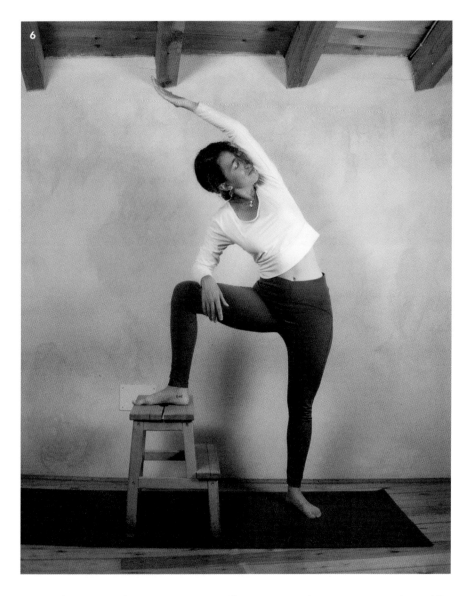

6 ■ Colocamos el pie en nuestra silla o nuestra banqueta, con la rodilla alineada al talón. Nuestro codo se apoya en la rodilla, mientras que el brazo contrario se eleva hacia el techo, abriendo la cadera y estirándola.

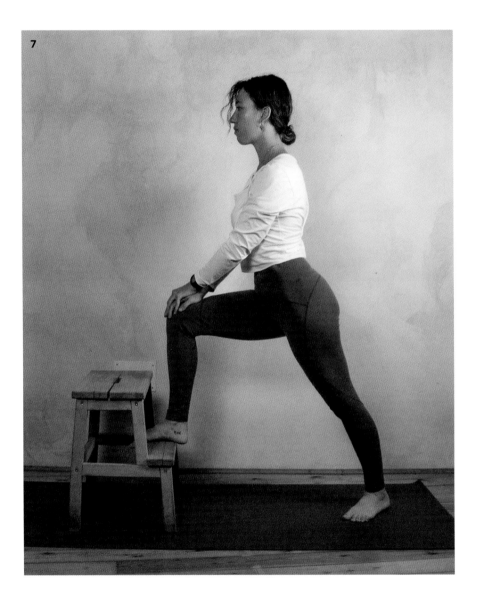

7

7 ▪ Con el pie en nuestra silla o banqueta extendemos la cadera apoyándonos sobre la rodilla mientras que está alineada con el talón. ▪ Si queremos intensificarlo, el pie que está sobre la esterilla lo podemos alejar de nuestro eje.

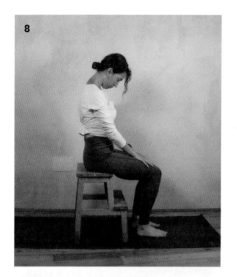
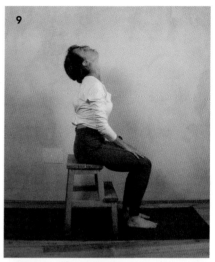
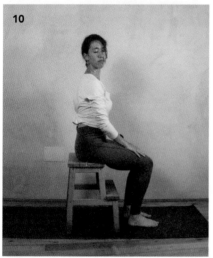
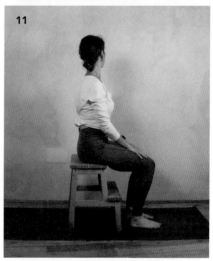

8-11 ■ Mantente sentado sobre la silla, y con la espalda recta comienza a llevar la barbilla hacia el pecho, notando como se relajan las cervicales. ■ A continuación lleva la cabeza hacia atrás sintiendo como se alarga la garganta y los hombros también se relajan. ■ Seguimos haciendo movimientos de derecha izquierda con el cuello.

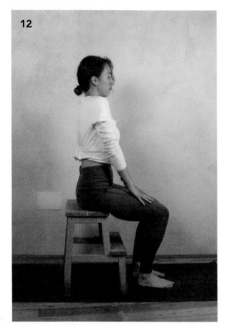

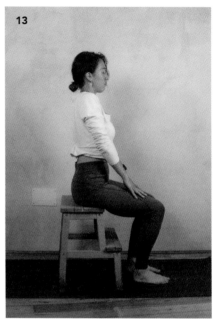

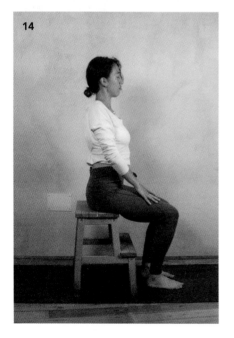

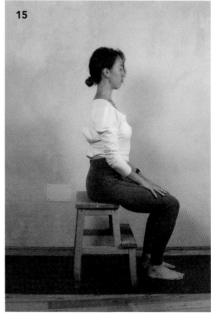

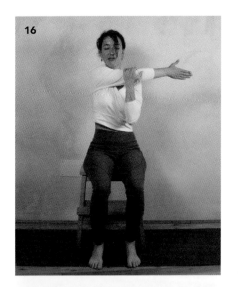

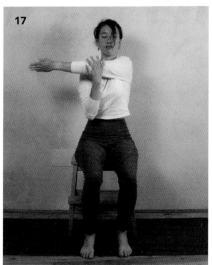

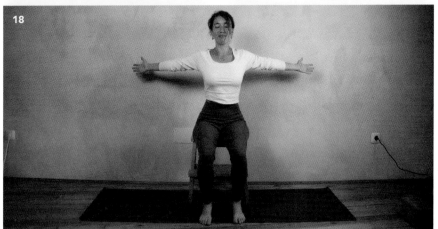

12-18 ■ Con la espalda recta empezamos a hacer rotaciones con los hombros hacia atrás, notando que la espalda se alarga y el pecho se abre. ■ Ahora estiramos los hombros llevando el brazo hacia el lado contrario, ayudándonos de la mano contraria para intensificar el ejercicio. ■ Al terminar abrimos nuestros brazos hacia atrás notando como el pecho se acaba de abrir y los hombros se estiran.

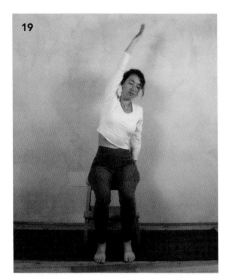
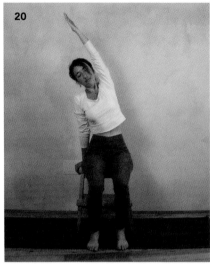

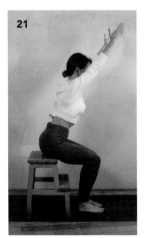
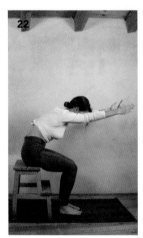
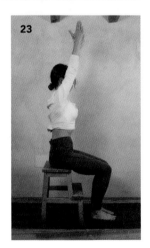

19-23 ■ Llevando una mano sobre nuestra silla o nuestra banqueta nos ayudamos para estirar el costado. ■ Alargamos el brazo contrario, lleván-dolo cerca de nuestra oreja para notar como se estira el costado. ■ Una vez terminado el ejercicio elevamos los dos brazos hacia el cielo y nuestra espalda inclinada hacia delante ligeramente. ■ Estiramos nuestra espalda hacia abajo, manteniendo los brazos alargados. ■ A continuación subimos rectos hacia arriba hasta permanecer con la espalda y los brazos rectos.

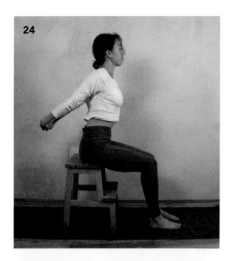
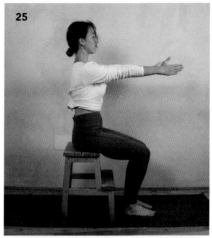
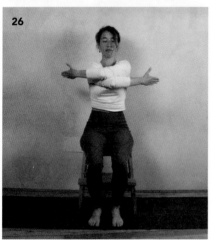
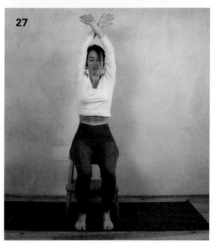

24-28 ■ Lleva los brazos hacia atrás y entrelaza las manos. ■ Eleva las manos entrelazadas todo lo que puedas hacia arriba mientras notas que el pecho se abre y el pectoral se expande. ■ Para continuar alarga los brazos hacia delante y crúzalos flexionando los codos llevando las manos hacia atrás. ■ Eleva los brazos hacia arriba cruzando las manos notando como la espalda se alarga y los brazos se estiran. Flexiona los codos llevando las manos hacia la nuca y abre el pecho. Sentirás un alivio en el pectoral y en la columna.

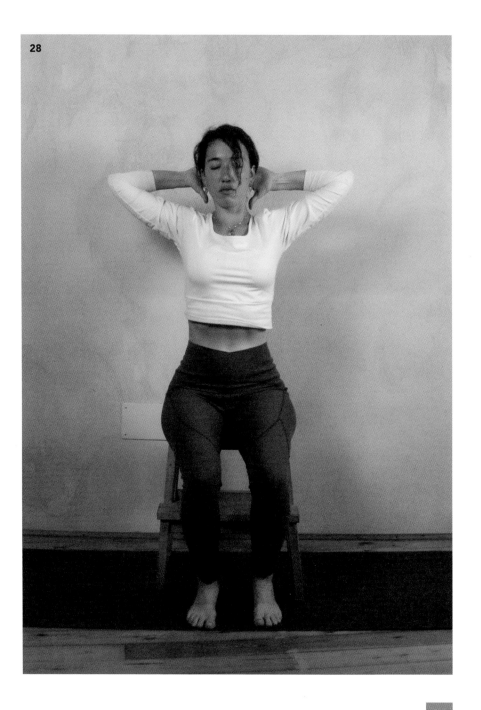

28

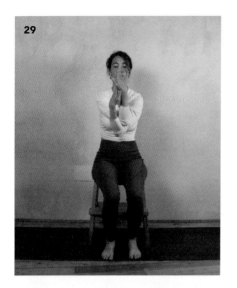

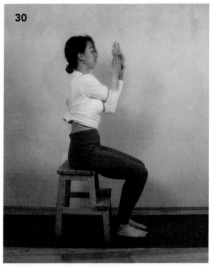

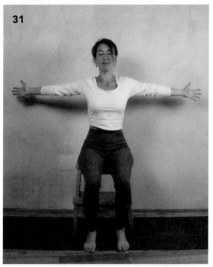

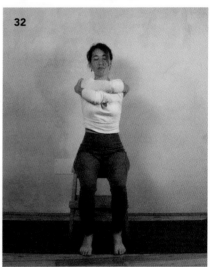

29-32 ■ Con la espalda alargada cruza los brazos y pon un brazo sobre el otro flexionando los codos y llevando las manos juntas. ■ Notamos como se estiran los hombros. A continuación alarga los brazos hacia atrás soltando los hombros. Nos mantenemos con los brazos abrazados sintiendo el alivio en la parte superior de nuestro cuerpo.

Tercera serie

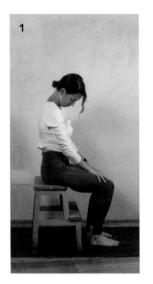
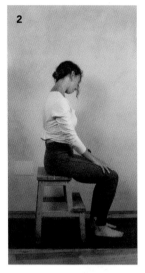
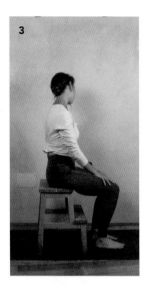

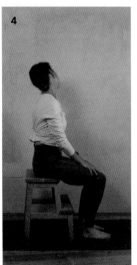
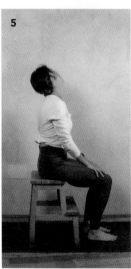
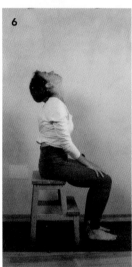

1-6 ■ Comenzamos a hacer rotaciones con nuestro cuello y así notar como quitamos tensión en las cervicales. ■ Vamos despacio, siendo conscientes del movimiento acompasado con la respiración. Los círculos los realizaremos de derecha a izquierda y a continuación cambiaremos el sentido.

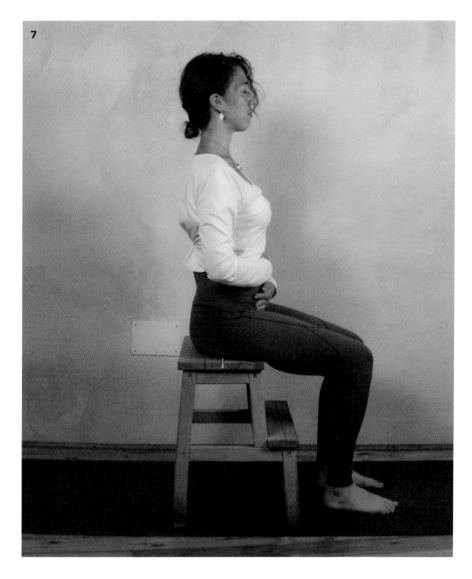

7 ■ Manteniendo la espalda recta colocamos una mano en el abdomen y la otra debajo del pecho. ■ Con los ojos cerrados escuchamos nuestra respiración y notamos las inhalaciones y las exhalaciones cada vez más pausadas y lentas. ■ Cuando inhalamos el abdomen se expande hacia fuera y cuando exhalamos se vacía hacia dentro.

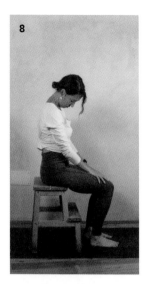
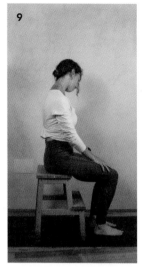
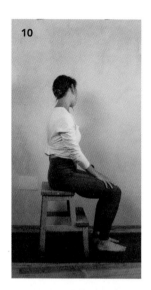

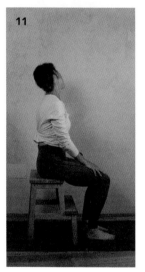
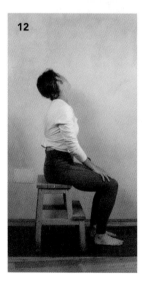
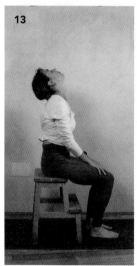

8-13 ■ Comenzamos a hacer rotaciones con nuestro cuello y así notar como quitamos tensión en las cervicales. ■ Vamos despacio, siendo conscientes del movimiento acompasado con la respiración. Los círculos los realizaremos de derecha a izquierda y a continuación cambiaremos el sentido.

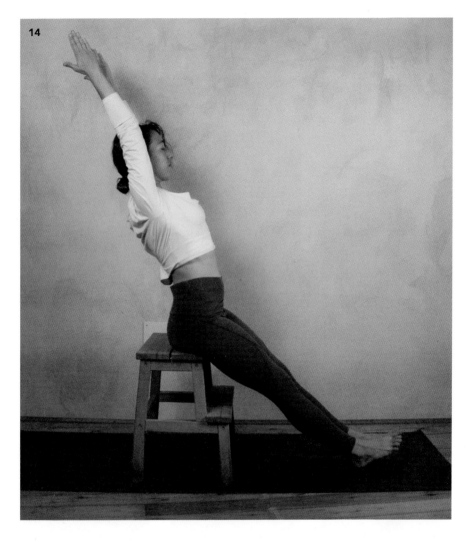

14 ■ Estirando nuestras piernas hacia delante nos inclinamos con nuestra espalda hacia atrás, manteniendo los brazos alargados e imaginando que somos un plano inclinado. ■ Notamos como se estira la espalda manteniendo nuestro equilibrio sobre la silla.

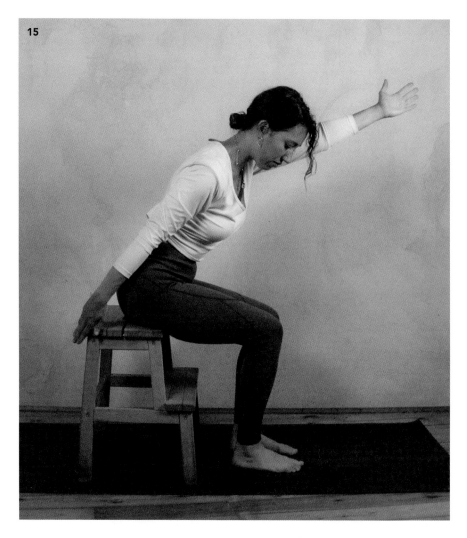

15 ■ Con las piernas flexionadas, las rodillas ligeramente apartadas y las plantas de los pies sobre la esterilla, nuestra espalda se inclina ligeramente hacia delante. ■ A continuación un brazo se alarga hacia arriba y el contrario hacia abajo manteniéndose inclinados con nuestro cuerpo. ■ Seguidamente llevamos las manos en oración enfrente de nuestro pecho y realizamos una torsión, colocando el codo contra la rodilla. Mantente y respira profundamente.

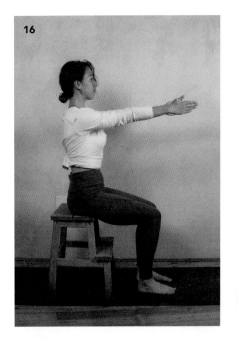

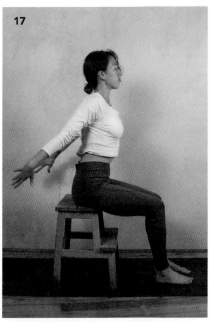

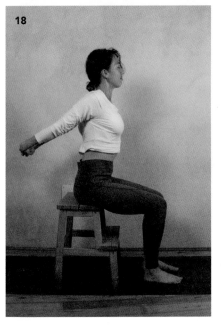

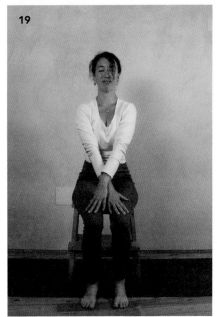

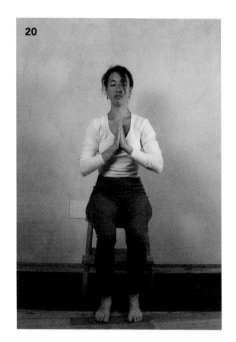

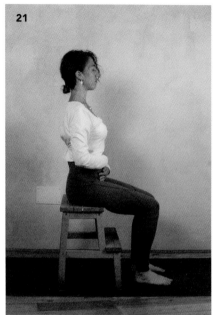

16-21 ◼ Volviendo a nuestra posición inicial, con la espalda estirada, las plantas de los pies contra el suelo y las rodillas flexionadas, elevamos los brazos hacia el frente notando cómo los hombros se estiran.

◼ A continuación comenzamos a llevar los brazos hacia atrás y entrelazamos los dedos de las manos para intensificar la apertura de nuestro pecho. ◼ Seguidamente descansaremos apoyando las manos sobre las rodillas contrarias y los ojos cerrados.

◼ Llevamos las manos en oración enfrente de nuestro pecho y observamos las sensaciones nuevas que vamos teniendo.

◼ Para finalizar, respiramos de forma consciente llevando una mano sobre el abdomen y la otra mano por debajo del pecho, intentando prolongar las inhalaciones y las exhalaciones de forma lenta y pausada.

Cuarta serie

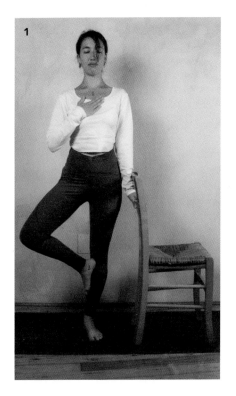 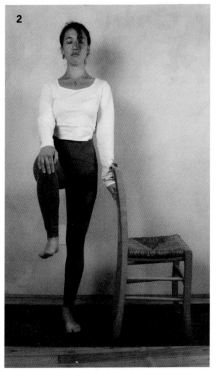

1-3 ▪ Nos colocamos de pie, a lo largo de nuestra esterilla. ▪ Con la ayuda de una silla nos sujetamos con una mano para no perder el equilibrio, con la mano contraria empezamos a sentir el latido de nuestro corazón con los ojos cerrados.

▪ Para completar nuestro ejercicio de equilibrio flexionaremos una de las rodillas llevando el pie contra nuestra pierna contraria. ▪ Si es necesario abre los ojos y lleva la atención a un punto fijo. ▪ A continuación flexiona la rodilla y con la mano ayúdate para abrirla y abrir la cadera hacia fuera.

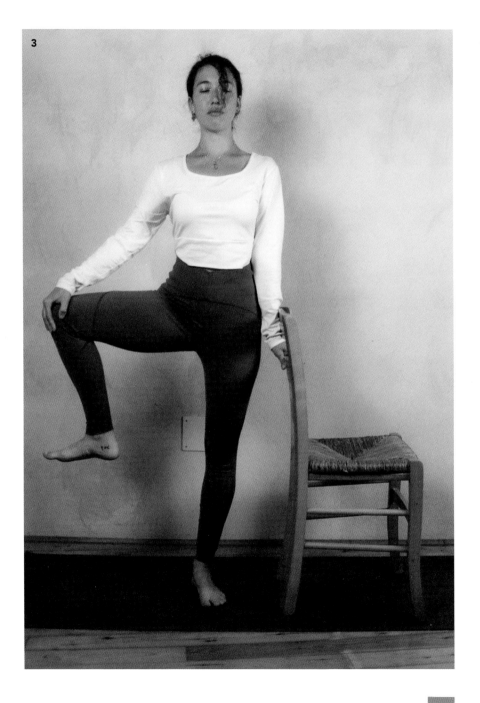

3

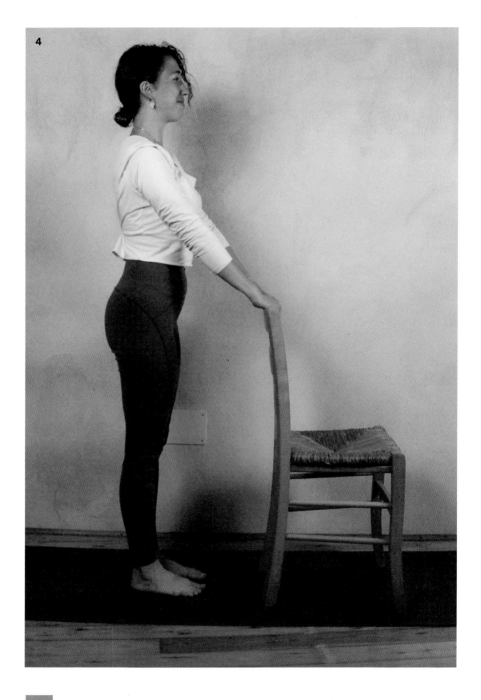

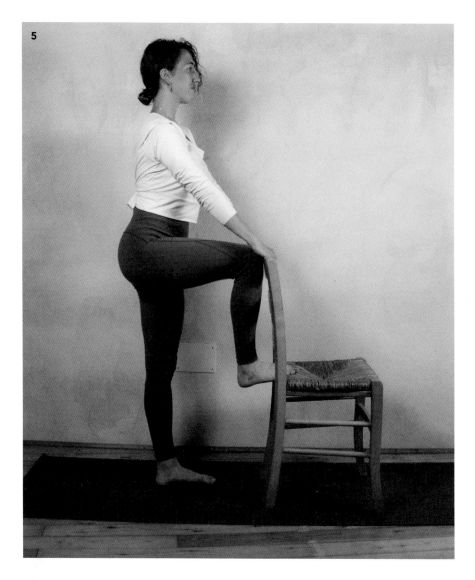

5

4-5 ■ Colócate de pie de frente a la silla con la parte alta de esta enfrente de ti. Siente el peso de tu cuerpo sobre los pies y la espalda perfectamente alineada. ■ Comienza a flexionar la rodilla colocando el pie sobre la silla, haciendo fuerza en el muslo y ganando flexibilidad en la rodilla y en la cadera. ■ Mantén siempre la espalda recta.

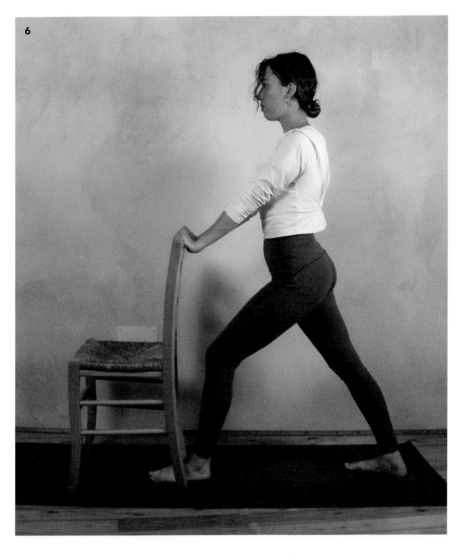

6 ■ Coge una silla. Ponte detrás de la silla y apóyate en el respaldo.
■ Dirige la pierna derecha hacia atrás con la planta del pie sobre la esterilla y los dedos del pie mirando hacia fuera. ■ Seguidamente flexiona la rodilla contraria procurando que ésta quede alineada con el talón.
■ Reparte el peso de tu cuerpo sobre el muslo izquierdo a la vez que estiras la rodilla de la pierna derecha. Mantente y repite del lado contrario.

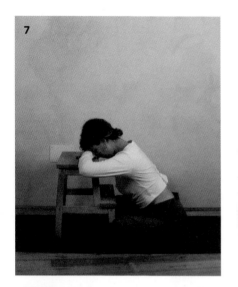

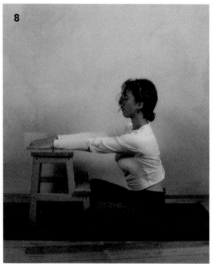

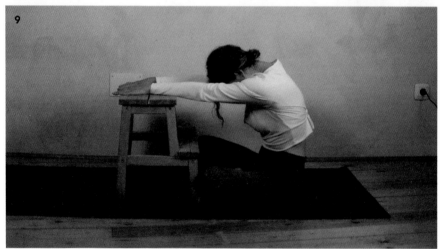

7-9 ■ Siéntate sobre la esterilla con las piernas cruzadas. ■ Si lo necesitaras, extiende las piernas hacia el frente. ■ Descansa sobre una banqueta o una silla llevando la frente sobre ésta. Para que sea más cómodo lleva una palma encima de la otra y lleva la frente sobre ellas. ■ Nota la gravedad sobre ti, observa tu respiración y cómo se van relajando los músculos de la cara y del resto de tu cuerpo.

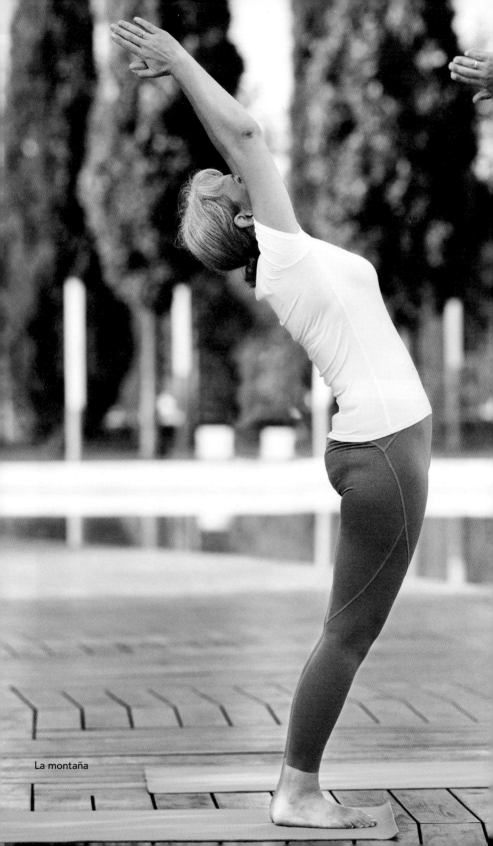

La montaña

Asanas clásicas para favorecer la movilidad

Como vemos, la práctica de yoga para mayores está enfocada en realizar posturas que estimulen la relajación, la flexibilidad, el masaje a los órganos y la paz interior. Una clase suele comenzar con una serie de asanas de calentamiento como el saludo al sol (podemos hacer algo parecido, sentados), luego se realizan posturas básicas como la pinza, el perro hacia abajo, el árbol, la cobra y el triángulo. Por último, se finaliza con una técnica de relajación o meditación.

Desde el comienzo de la práctica de yoga para mayores es necesario que los alumnos practiquen una respiración consciente.

A continuación, te contamos cómo ejecutar algunas posturas de yoga para mayores y sus beneficios:

■ **La cobra:** el cuerpo imita la posición de una cobra. La persona está acostada boca abajo con las piernas juntas y estiradas. Las manos están apoyadas en el suelo. Se levanta el torso y los brazos. Eleva la barbilla y la mirada está enfocada hacia arriba. Esta postura ayuda a combatir el dolor de espalda, mejora la espalda y corrige la postura corporal.

■ **La montaña:** la persona está parada con las piernas juntas y observando hacia el frente con tobillos y muslos juntos. En esa pose se debe elevar el abdomen, sacar el pecho y el esternón se ubica hacia el cielo. Los brazos y manos se estiran hacia los lados sin tocar el cuerpo y la barbilla mira al suelo. Esta asana ayuda desarrollar el equilibrio, fortalece los músculos de abdomen y combate la tensión en las articulaciones.

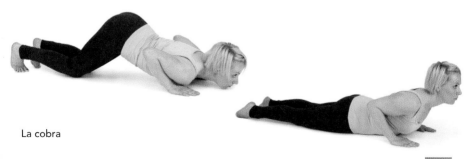

La cobra

Para personas con más de 80 años. Proteger los huesos

Son muchos los ancianos de la India que a sus 80 años practican esta disciplina con una destreza envidiable y gozan de muy buena salud; quizá esta sea la razón por la que los primeros maestros yogui vivieron tantos años.

El yoga para mayores de 80 años es el yoga tradicional, conocido como Hatha yoga, sólo que sus sesiones están adaptadas a las necesidades, capacidades y limitaciones de sus alumnos en pro de ofrecerles una mejor calidad de vida y, sobre todo, proteger su sistema óseo.

Las personas de 80 años cuentan con huesos mucho más débiles que quienes pisan la tercera edad, por eso es importante que antes de unirse a una clase de yoga para mayores comenten con su médico si su cuerpo puede realizar este tipo de entrenamiento.

La clase de yoga para mayores de 80 años no varía de una clase tradicional. Incluye ejercicios de respiración, meditación, técnicas de relajación y ejecución de asanas. En general, el profesor de yoga tendrá en cuenta la musculatura y huesos de sus alumnos mayores, y escogerá una serie de asanas básicas que sean fáciles de ejecutar, pero con los beneficios del yoga para la salud.

Puede ser difícil encontrar una clase de yoga exclusiva para personas mayores de 80 años, por eso se recomienda reunir un grupo de interesados y contratar a un maestro de yoga para que imparta una clase privada y enfocada en las necesidades personales de cada asistente.

Algunas de las posturas de yoga que se realizan en una sesión para mayores de 80 años son: el guerrero I, la montaña, saludo al sol, el gato, estiramiento hacia adelante y el arado. En vista de que las personas mayores de 80 años suelen tener una memoria deficiente, muchas asanas se basan en ejercicios de respiración que estimulen la oxigenación del cerebro.

El yoga para mayores de 80 años es una excelente manera de mantener en movimiento las articulaciones, mejorar dolencias musculares, aliviar los síntomas de enfermedades como la artrosis y oxigenar el cuerpo para estimular la circulación sanguínea. El yoga siempre será la mejor opción…. ¡a cualquier edad!

Aquí os mostramos varias posturas clásicas de yoga para trabajar la movilidad en adultos mayores que tengáis en vuestra familia. Atención: las posturas que se muestran a continuación son de un nivel intermedio; lo ideal es que las personas adultas intenten realizarlas de pie, pero si no puede ser, entonces que las hagan en una silla, para evitar caídas o lesiones.

▪ **La postura del árbol o Vriksasana** (ver pág. 69) es una postura de yoga de las más utilizadas en las sesiones y que es muy fácil de realizar. En ella, uno de los pies queda apoyado en el suelo, que es el que simboliza las raíces del árbol, el otro debe estar apoyado en el abductor, flexionado. Hay que tratar de mantener el equilibrio; en el caso de que no se pueda, se deberá realizar el ejercicio junto a otra persona para evitar caídas, ya que en personas de la tercera edad son muy frecuentes.

▪ **Tadasana o postura de la montaña.** La postura de la montaña tiene como objetivo estirar toda la columna y descongestionar los nervios espinales. Consiste levantar los brazos hacia arriba, con las manos entrelazadas y ponerse de puntillas, para estirar toda la espalda. De esta forma mejora la circulación y tonifica todos los músculos del cuerpo.

Vriksasana

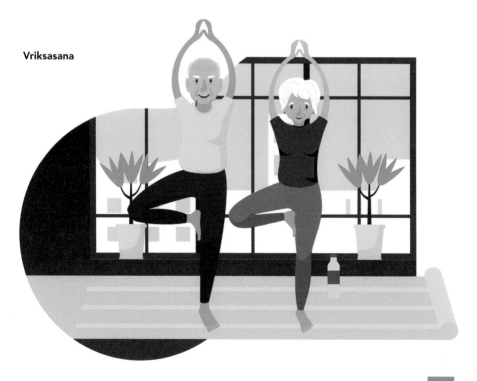

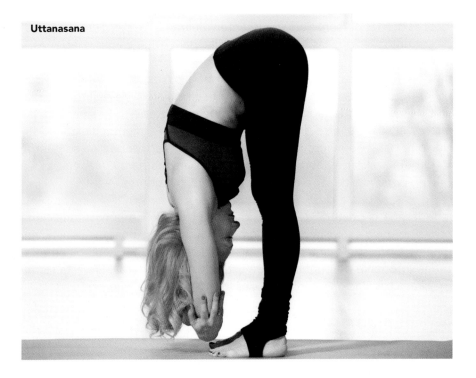

Uttanasana

■ **Uttanasana o postura pinza de pie.** Esta postura es una flexión profunda, que en el caso de personas de la tercera edad no es necesario que la hagan a la perfección. Aporta numerosos beneficios, como la relajación y la liberación del estrés, la mejora de la digestión, alivio del dolor menstrual y activación del sistema nervioso.

■ **Virabhadrasana (postura del guerrero) I y II.** En este caso con encontramos con dos tipos de posturas que entran dentro del mismo grupo, que son las posturas del guerrero.

Este ejercicio es más complicado que otros, por lo que habrá que hacerlo acompañado para evitar caídas.

En el caso de no poder hacerla de pie, se puede usar una silla, donde la persona se pone frente al respaldo de una silla y acerca sus pies. Debe flexionar ligeramente ambas rodillas, llevando una pierna estirada hacia atrás. Las manos deben coger el respaldo de la silla y llevar el coxis elevando la columna en línea con la cadera.

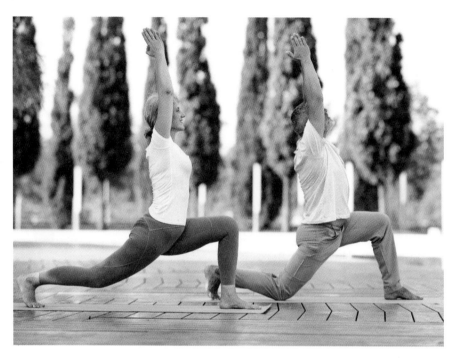

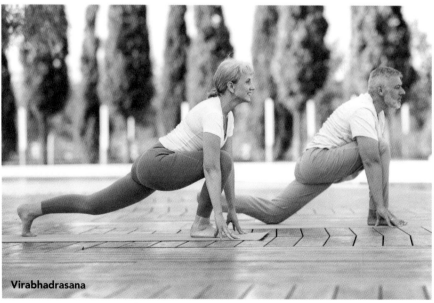

Virabhadrasana

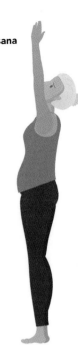

Urdhva hastasana

■ **Urdhva hastasana o postura de la palmera.** Es muy parecida a la postura de la montaña pero con la palma de los pies que esté totalmente en contacto con el suelo y las manos no están entrelazadas.

La idea es desde los brazos en el flanco del cuerpo, deben hacer el recorrido hasta que estén a los lados de la cabeza. No se deben flexionar, la mirada debe estar fija en el frente, la respiración debe ser lenta y profunda.

■ **Ardha matsyendrasana o postura de media torsión.** De la misma forma que el anterior, sólo se debe hacer si es con comodidad y no produce ningún dolor. Esta postura es ideal para quienes padecen dolor lumbar o dorsal.

En el caso de adultos mayores lo pueden realizar en una silla, sentándose en ella y todo el cuerpo girado hacia la derecha, con la espalda lo más recta posible y apretando el abdomen lo más fuerte que se pueda.

Los pies deberían estar juntos y se debe girar de manera lenta, como si quisieras ver lo que hay detrás, siempre sin forzar y sin despegar los pies del suelo y tener la cadera lo más fija a la silla posible.

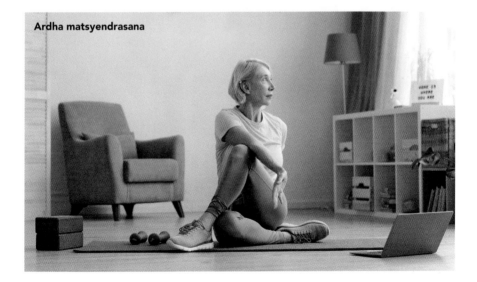

Ardha matsyendrasana

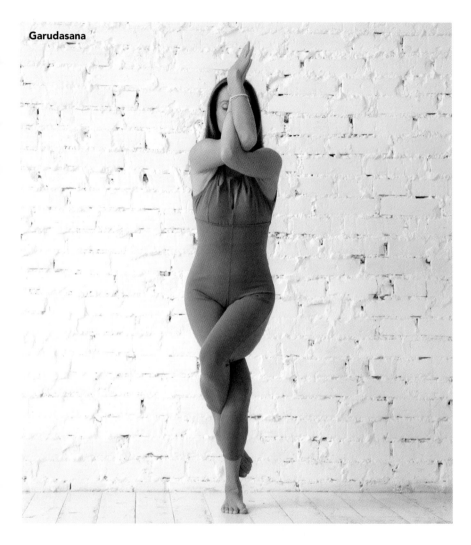

Garudasana

■ **Garudasana o postura del águila.** La postura del águila es perfecta para estirar las articulaciones de las piernas. También involucra el abdomen para mantener el equilibrio y para mantener una posición recta.

En este caso lo ideal es realizarla en una silla, sin forzar demasiado, ya que el riesgo de caída es muy elevado, y la persona mayor puede hacerse daño. Sólo se debe hacer siempre y cuando no ponga en riesgo a la persona que lo realiza.

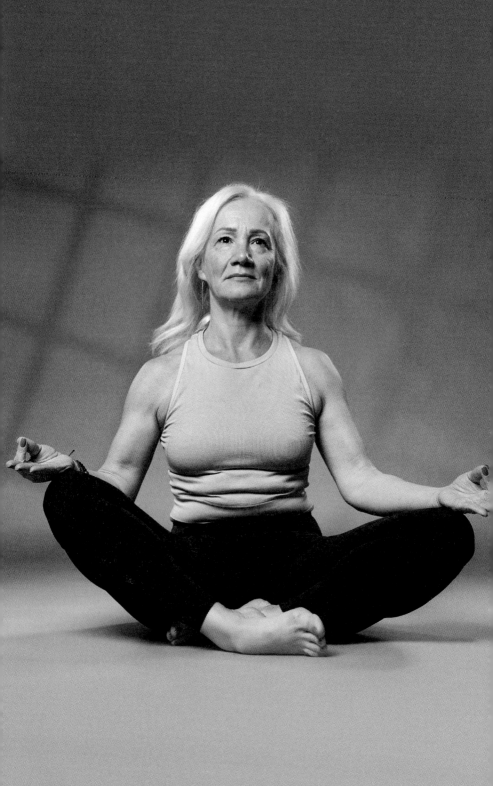

Pranayama, el bienestar de la respiración yóguica

«Cuando fluye el aliento, también fluyen los pensamientos; cuando descansa el aliento, los pensamientos también descansan. Como el yogui lo que busca es el descanso, es el aliento el que ha de tranquilizarse primero».

HATHA-YOGA-PRADIPIKA

La respiración, espejo del cuerpo y del alma

La respiración refleja con gran exactitud nuestro estado corporal y mental, y se adapta continuamente a él. Nuestra respiración varía en función de la intensidad con la que nos esforzamos físicamente para, por un lado, abastecernos de suficiente oxígeno y, por otro, eliminar dióxido de carbono de nuestro cuerpo a través de la espiración.

El pranayama es el arte yóguico de la respiración. El vocablo proviene de la raíz de las palabras *prana* y *ayama*. Prana significa «energía vital» y ayama significa «expansión, manifestación o prolongación». La práctica de pranayama es, por lo tanto, la práctica de la expansión de nuestro propio prana para que armonice con el prana universal. Esto da lugar a la unidad o la fusión de la conciencia propia de la persona con la conciencia universal. Es en esta unión donde 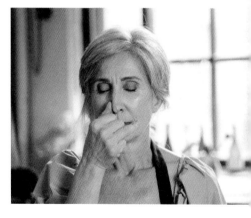 nos damos cuenta de que no somos simplemente un cuerpo físico limitado, si no que somos, de hecho, un espíritu inmortal.

Pranayama es el control de la respiración a nivel físico, y prana (la energía vital, como decimos) es el control a nivel sutil. Esto se logra a través de la inhalación consciente (puraka), la espiración (recaka) y la retención (kumbhaka) de la respiración junto con la atención centrada en alguna parte o zona del cuerpo físico o sutil, como el corazón, o el sexto chakra (el llamado «tercer ojo»), en el centro de la frente.

Aprovechar la respiración

Debido a que la relación entre el estado mental y el de la respiración es tan obvia, tan evidente, los yoguis de hace 3.000 años ya pensaron cómo sería posible influir de forma decisiva en nuestro estado mental con ayuda de la respiración. La experiencia certifica este pensamiento; tanto es así que en el 90% de las personas puede automodificarse directamente su estado mental y anímico a través de la respiración.

El estrés vacía nuestras «pilas»

Cuando nos sobrecargamos mental y espiritualmente, el flujo de energía vital se bloquea. Estos bloqueos se encuentran exactamente ahí, donde el cuerpo reacciona ante nuestro estado mental, es decir, en algunas personas en la espalda, en otras en el estómago o en la región coronaria. Cuando toda nuestra vida se compone sólo de trabajo y actividad y ya no nos concedemos los descansos necesarios, entonces «se nos va el aire» y la energía fluye sin cesar sin encontrar ni el tiempo ni las posibilidades para recargarnos nuevamente. Nos sentimos «quemados» y vacíos, un estado que para el cuerpo y la mente es igual de peligroso.

La fuerza reparadora del aliento

En los textos antiguos del Hatha-yoga se encuentran numerosos indicios de que los ejercicios respiratorios poseen la facultad de sanar –curar de verdad– muchas enfermedades, ya que nos unen nuevamente con nuestra fuerza vital y contribuyen a tranquilizar la mente. Se dice que con sólo observar la respiración, se centra y se tranquiliza la mente. Curiosamente, las personas que padecen trastornos de sueño comentan a menudo que, simplemente intentando observar la respiración, ya se duermen.

Lo más sencillo es lo más difícil: observar la respiración

Suena fácil lo de «observar la respiración», pero en la práctica es increíblemente difícil, ya que pronto nos damos cuenta de lo poco que nos podemos concentrar.

Nos parece casi imposible observar la respiración sin modificarla. Con sólo escuchar la respiración, ésta varía su profundidad, duración y regularidad. En algunas personas la respiración se estrecha y se bloquea rápidamente cuando la observan. Sin embargo, en otras se alarga y profundiza al instante.

Una gran mayoría necesita buenas dosis de paciencia y tiene que practicar mucho (durante años) hasta ser capaz de mantener la concentración y aguantar invariable la respiración. Sin embargo, el esfuerzo merece la pena, porque al mismo tiempo ejercitamos y aprendemos a desarrollar la capacidad de concentración para ser nuestro propio observador.

La observación de la respiración es el comienzo de la respiración consciente y del control de la mente. En los Yoga-Sutras de Patanjali se describe nuestra respiración diaria como «áspera e irregular». Esto equivaldría a un estado mental intranquilo y descentrado. La respiración ha de ser «larga, suave y fluida», ya que una respiración de estas características conduce a una mente clara y tranquila, capaz de reconocer las cosas tal y como son.

¿Cómo observar la respiración?

Veamos en la práctica el ejercicio más importante:

◆ Siéntate cómodamente con la espalda recta. ◆ Toma conciencia del eje vertical de tu cuerpo y guíate por él. Procura que el tórax permanezca elevado y los hombros relajados. ◆ Cierra los ojos y escucha hacia su interior, comprobando cómo va y viene la respiración. Cobra conciencia de que «te respira a ti» sin que tengas que hacer nada para ello. ◆ Observa dónde se expande y estira tu cuerpo para recibir el aliento. ◆ Toma conciencia del movimiento palpitante de la respiración: éste es el movimiento palpitante de la vida. ◆ Acepta la respiración tal y como es, y procura influir en ella lo menos posible. Sigue así durante varios minutos, observando plácida y tranquilamente la respiración. ◆ Si te cansas –si tu atención se fatiga o tu aliento se bloquea a causa de la observación, alto: detente. ◆ Bosteza, murmura y da rienda suelta a tu aliento.

Los beneficios

En pocas palabras, la respiración pranayama de los yoguis consiste en un conjunto de técnicas respiratorias que mejoran la captación del oxígeno y la eliminación del dióxido de carbono, incrementan la energía vital, limpian los canales energéticos y estimulan la circulación pránica. Reportan un estado de gran calma mental y nos dan niveles de conciencia más profundos.

Los pranayamas son también una herramienta o instrumento básico para la meditación porque ayudan a controlar la mente. La actividad mental se correlaciona con la respiración: cuantas más respiraciones haya, más pensamientos correrán por la mente, pero con los pranayamas se reduce drásticamente el número de respiraciones.

Una vez que se ha calmado la mente, uno se encuentra preparado para la concentración y meditación. Por ello conviene practicarlo antes de la meditación, ya que coloca la mente en estado de alerta, centrándose en ello y apaciguándose al mismo tiempo. Los yoguis lo consideran un proceso muy importante, pues mueve al aspirante hacia planos más elevados de conciencia a través del aumento de sus prácticas meditativas.

Una práctica ideal para personas mayores

Se puede decir que la práctica de pranayama no tiene edad, es simplemente la toma de conciencia de ese momento fisiológico, tan sumamente importante y a la vez tan desconocido.

Los efectos beneficiosos del pranayama en nuestro organismo están plenamente demostrados: se reflejan en los innumerables textos de estudio y orientación de todas las corrientes espirituales.

El trabajo del control respiratorio que conocemos como pranayama nos lleva a un estado de conciencia en el cual se pueden mejorar los síntomas de estrés provocados por la vida cotidiana, (trabajo, situaciones laborales, problemas psicosociales). Podemos hablar también de efectos beneficiosos en el ámbito de la salud, mejorar la respuesta ante las enfermedades y mejorar el efecto de los tratamientos médicos.

En resumen: con la práctica regular de los ejercicios de respiración –unas tres o cuatro veces a la semana–, notarás rápida e intensivamente sus efectos: un incremento en la energía y un descenso en la necesidad de dormir, cambios en la frecuencia del pulso y del ritmo cardíaco, además de una fuerte sensación de apetito.

Trabajo interior

Por otra parte, en casi todas las grades tradiciones místicas, la observación de la respiración se considera como un preámbulo a la meditación. En el terreno de conciencia espiritual puede decirse que se adquiere una visión profunda de la realidad que nos rodea; se afrontan situaciones de forma distinta a la que quizás se está acostumbrado, situaciones tan reales como la muerte, o una grave enfermedad, que a su vez producen desasosiego e incomprensión. Llegamos a estos estados de comprensión aprovechando la calma que nos produce el control de la respiración.

Como decimos, cuanto más calmada esté nuestra respiración, más calmado estará nuestro torbellino de pensamientos y juicios. La sensación de separación con la totalidad que nos rodea también adquiere otro aspecto que desconocíamos: se pude apreciar que nos acercamos a una comprensión de la totalidad de la cual no éramos conscientes.

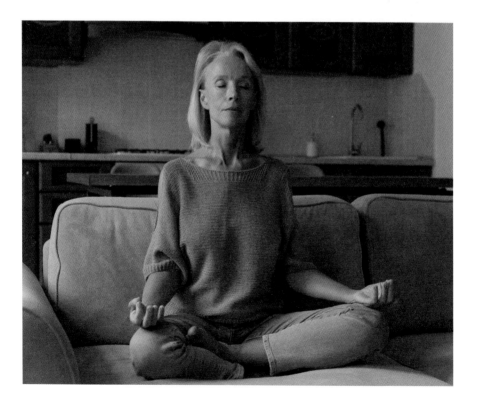

Las técnicas

NADHI SHODHANA: respiración alterna equilibrante

«Nadhi» significa pasaje o canal energético y «Shodhana» significa purificación, se puede decir que es un pranayama de limpieza de los nadhis.

La característica de este ejercicio es la incorporación de los ritmos en cada una de las fases respiratorias. Los yoguis de la antigüedad descubrieron la interrelación que existe entre el ritmo respiratorio, el ritmo cardíaco y la actividad cerebral, por lo que diseñaron ejercicios de respiración con ritmo con el objetivo de recuperar y potenciar la armonía entre las distintas funciones fisiológicas. Estos ritmos respiratorios hacen que se mejore la captación del prana y, a su vez, que se distribuya equilibradamente dentro del cuerpo-mente.

Básicamente consiste en respirar alternadamente por cada fosa nasal, para lo cual se tapa la fosa que permanece pasiva, aplicando un mudra («Nasagra Mudra»). Vamos a verlo.

Practicar la respiración alterna Nadi shodhana

■ Siéntate cómodamente y con la espalda recta.
■ Flexiona los dedos índice y mediano de la mano derecha hacia la palma, estirando el anular y el meñique.

El dedo anular cerrará durante el ejercicio el orificio izquierdo de la nariz, y el pulgar el orificio derecho (directamente debajo del cartílago).

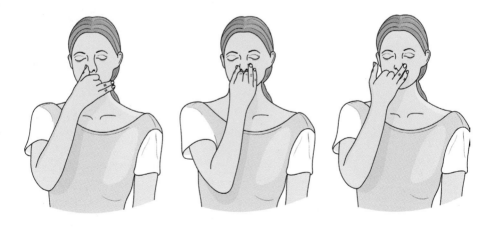

¿Qué hacer cuando está obstruido un orificio nasal?

◆ Antes del ejercicio puedes inhalar un poco de agua salada para sonarte con fuerza.

◆ Si esto no ayuda, cierra ligeramente los orificios nasales, inspira hondo sólo por un lado y espira por el otro.

■ Presta atención mientras cierras la nariz, para que el brazo izquierdo no se apoye en el tórax y para que no descienda la cabeza.

■ Escucha durante varias respiraciones el tranquilo ir y venir de la respiración.

■ Respira por ambos orificios nasales.

■ Cierra el orificio derecho con los pulgares.

■ Espira e inspira lentamente por el lado izquierdo. Sigue manteniendo la respiración durante un rato e inspira luego por el lado derecho. Aguanta eventualmente la respiración durante un pequeño espacio de tiempo.

■ Cierra el orificio nasal izquierdo con el dedo anular y respira lenta y tranquilamente por el derecho. Permanece así durante un momento, sin respirar, e inspira luego por el lado derecho. Aguanta eventualmente la respiración durante un pequeño espacio de tiempo.

■ Espira lentamente por el lado izquierdo. Continúa con este cambio en tu ritmo de respiración hasta que notes que el brazo derecho y/o su atención se van cansando.

■ Para finalizar, inspira por el lado izquierdo y espira por ambos orificios.

■ Permanece un poco más así, cobrando conciencia de la respiración y de tu estado mental y anímico.

Variante. Una vez que hayas practicado lo suficiente la respiración alterna, ya puedes comenzar a realizar pequeñas pausas después de las inspiraciones y espiraciones que, poco a poco, son cada vez más prolongadas.

Estas pausas que se realizan conteniendo el aire o aguantando sin respirar han de realizarse sólo si no supone ningún esfuerzo. «Sin ningún esfuerzo» significa que la respiración no se ve alterada en ningún caso, y que sigue fluyendo tranquila y suavemente.

KAPALABHATI: respiración energizante purificante

«Kapala» es una palabra sanscrita que significa «cráneo» y «Bhati», «brillar». Se refiere, pues, a un ejercicio que hace brillar el cráneo. Aquí el cráneo es el pasaje nasal a través del cual pasa el aire dentro y fuera. Este ejercicio de respiración, se considera sobre todo un ejercicio de limpieza y forma parte de los seis ejercicios de purificación (Shad Kriyas).

■ Kapalabhati consiste en una serie de respiraciones rápidas en las que la exhalación es forzada por la contracción de los músculos abdominales, mientras que la inhalación es pasiva, produciéndose espontáneamente al relajar los músculos abdominales.

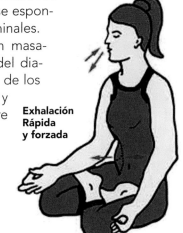

**Inhalación
Lenta y normal**

**Exhalación
Rápida
y forzada**

Esta contracción brusca de abdomen masajea todos los órganos y el movimiento del diafragma ejercita y despeja la parte inferior de los pulmones, incrementando su elasticidad y la capacidad pulmonar. Al eliminar el aire viciado de los pulmones, entra mayor cantidad de aire rico en oxígeno lo que contribuye a purificar la sangre, reforzar la respiración y limpiar todo el sistema respiratorio.

De este modo se limpia la mente, mejora la concentración y se alcanza un estado de calma interior.

BHASTRIKA: respiración de fuelle

Bhastrika es un tipo de pranayama que dirige aire dentro y fuera de los pulmones con gran fuerza, avivando el fuego gástrico y quemando a su paso *apana* acumulada en los intestinos.

En sanscrito "Bhastrika" significa "fuelle". Una rápida sucesión de expulsiones forzadas es la característica más notable de esta respiración. Del mismo modo que el herrero acciona su fuelle rápidamente, así hay que respirar en este pranayama. Aunque se parezca a Kapalabhati, sus efectos son diferentes.

Bhastrika es una combinación de respiración Kapalabhati y respiración Ujjayi (que veremos a continuación), a la que se le agregan los *bandhas*

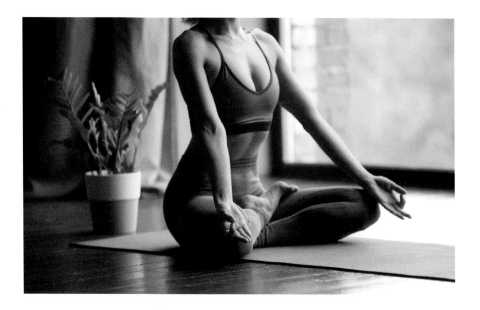

o «cierres energéticos», lo cual ayuda a absorber el prana que se genera durante la respiración rápida.

■ Como decimos, esta técnica se realiza inhalando y exhalando rápidamente con énfasis en la exhalación, llevando el diafragma y todos los músculos respiratorios a una rápida acción. Se puede ayudar con un movimiento de los brazos arriba y abajo, como si fueran una palanca, a modo de dar más fuerza al movimiento.

Normalmente se hace una serie de veinte inhalaciones y exhalaciones rápidas, expandiendo y contrayendo los músculos abdominales rápida y rítmicamente.

UJJAYI: respiración sonora

También conocida como respiración psíquica. Su nombre significa el dominio (*Jaya*) de la elevación del nivel de energía (*Ud*). Este pranayama se puede usar para liberar la tensión del plexo solar o el abdomen.

Ujjayi es un pranayama que calienta el cuerpo, refuerza el sistema nervioso y digestivo. Asimismo acalla a la mente y reduce la ansiedad. Tiene un efecto calmante natural practicándolo sólo dos o tres minutos.

■ La técnica de esta respiración consiste en contraer la laringe para ralentizar el paso del aire, esto produce a su vez un sonido mientras respiramos.

Al inhalar y exhalar por la glotis ligeramente entrecerrada, la respiración se prolonga y ralentiza a la vez, de forma natural y sin esfuerzo.

SHITALI: respiración pico de cuervo

Este pranayama tranquilizante –Shiatali significa «refrescante»– produce una corriente refrescante al inspirar por la boca. La lengua debe adoptar una posición particular que consiste en abrir la boca, sacar la lengua redondeando los labios para ayudar a darle forma tubular.

■ El aire se aspira por la lengua como si se hiciese a través de un tubo. Postura sentada, adaptada según necesidad.
■ Interiorizarse en la quietud corporal y en el fluir de la respiración, durante 1 o 2 minutos.
■ Inspirar lentamente por la lengua en forma de tubo centrándose en el frescor que genera la corriente entrante y exhalar por la nariz.

Al final de la inspiración, relajar la lengua y cerrar la boca.

Beneficios: Shitali refresca el organismo, por lo que su práctica se aconseja en la estación calurosa. Se utiliza terapéuticamente para combatir los efectos nocivos de estados febriles, indigestión, etc. Purifica la sangre. Calma la mente e induce a la meditación.

Posibles contraindicaciones del pranayama

Se trata de técnicas que en muy pocos casos podrían dañar a quienes las lleven a cabo, pero sí que conviene prestar atención a las personas con problemas cardiacos. En personas con un alto grado de ansiedad se aconseja consultar a un practicante avanzado.

En los pranayamas Kapalabhati y Bhastrika se debe tener sumo cuidado con personas que puedan tener algún problema cardíaco, o problemas respiratorios, como un enfisema pulmonar. No es recomendable, después de comer exageradamente, ni en personas con cáncer abdominal, colitis, úlceras de estómago activas, hernia e inflamaciones de órganos internos. Tampoco es aconsejable durante la menstruación o el embarazo, ni cuando exista congestión nasal, fiebre o infección de oídos.

En el pranayama Bahstrika se deben tener las mismas consideraciones que en Kapalabhati. Es importante la supervisión de un practicante avanzado. En las demás técnicas de pranayama se podría decir que las contraindicaciones se limitan a si estamos resfriados y poco más. Nunca se debe hacer una práctica abusiva de estas técnicas, mejor practicarlas siempre con moderación.

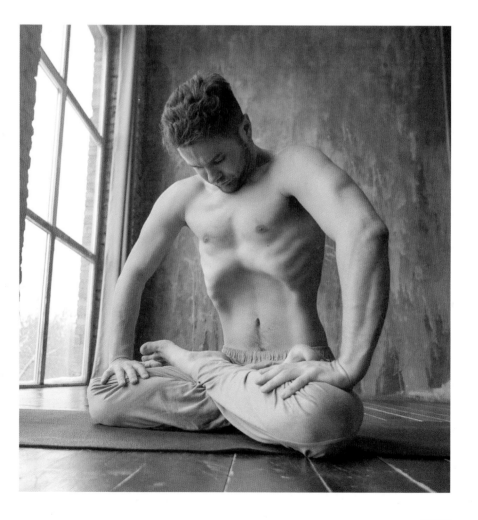

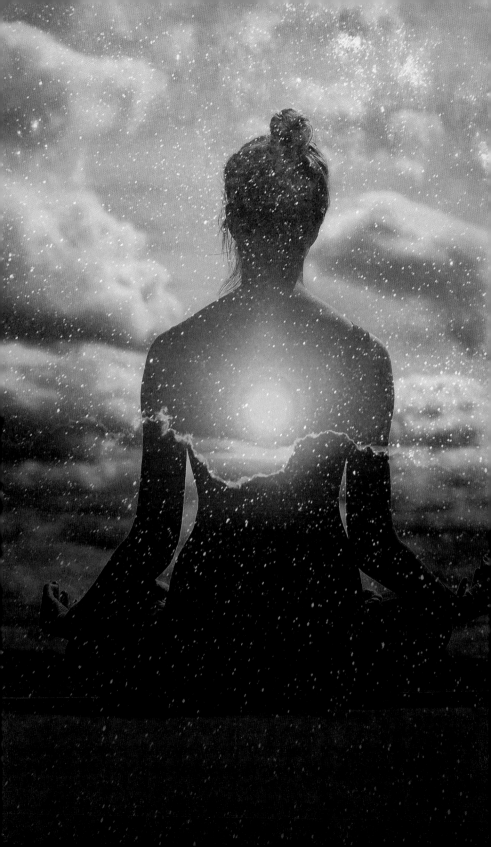

El arte de la relajación

Cinco posturas de yoga para relajarse

1. Sukhasana. Es una de las posturas más comunes y sencillas del yoga, ideal para aquellos que no tienen mucha flexibilidad. Si ya cuenta con experiencia puede funcionar como calentamiento de músculos y articulaciones para después hacer otras más complejas.

■ Sobre la esterilla de yoga, siéntate con las piernas y la columna estiradas y rectas, respira profundo y cruza las piernas hasta donde puedas. Pon tus manos sobre las rodillas, con las palmas hacia arriba y sin hacer presión.

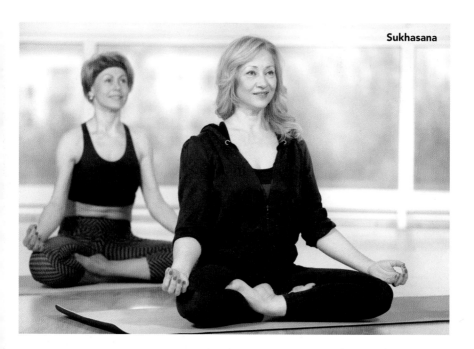

Sukhasana

2. Savasana. Una posición sencilla, pero de las más efectivas para relajarse o para controlar los pensamientos en momentos difíciles. Para los expertos es útil finalizar una sesión con esta postura para que el cuerpo se relaje después de los estiramientos.

■ Acuéstate sobre tu esterilla, estirando todo el cuerpo. Separa un poco las piernas y los brazos. Pon las manos con las palmas hacia arriba. Cierra los ojos y respira hondo. Más sobre Savasana en pág. 142.

3. Padmasana. Es una de las posturas de yoga más conocidas y de las más útiles para relajarse, porque es la ideal para hacer ejercicios de respiración que ayudan a poner la mente en blanco y a concentrarse en la respiración.

■ Siéntate sobre la esterilla con la espalda recta y las piernas estiradas. Dobla una pierna, agarra tu pie y ponlo sobre el muslo contrario, lo más cerca de la cadera. Dobla la otra pierna y haz lo mismo, pon el pie enci-

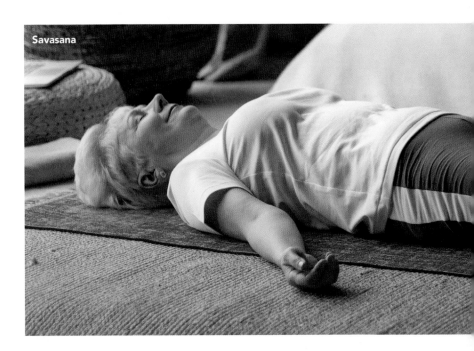

Savasana

ma del otro muslo (o hasta donde puedas llegar). Las manos sobre las rodillas y en cada una, junta tu dedo índice con el pulgar.

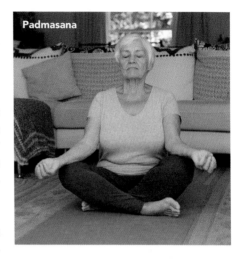
Padmasana

4. Balasana. Esta postura también ayuda mucho a relajarse. Permite descansar la espalda y descargar toda la energía y estrés que recae en ella. También se utiliza para iniciar una sesión de yoga.

■ Con las rodillas separadas a la anchura de la cadera, siéntate sobre tus talones, con los pulgares de los pies juntos. Inspira hondo e inclina tu espalda hacia el frente todo lo que puedas, hasta que la frente llegue al suelo.

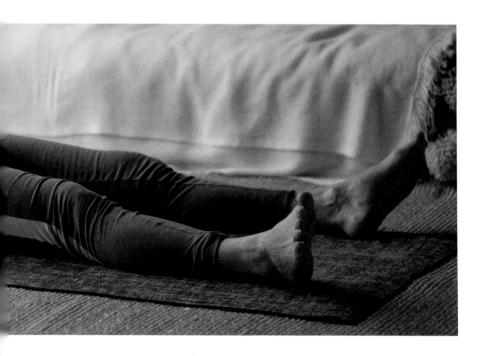

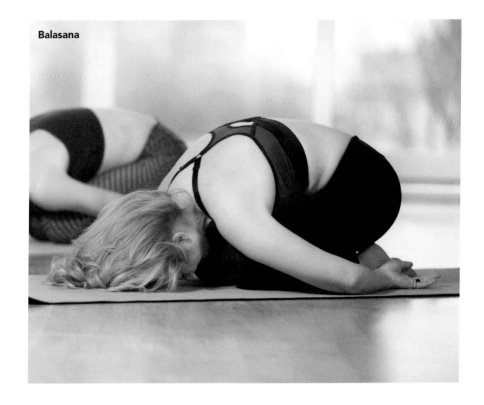

Balasana

Asegúrate que tu cuerpo está relajado, para ello, si fuera necesario, puedes hacer antes ejercicios de estiramiento o de respiración.

■ Pon los brazos con las manos al lado de los tobillos, o bien puedes ponerlos hacia delante, si quieres estirar los hombros.

Vriksasana. Además de ser un método de relajación, también se utiliza para trabajar el equilibrio. Para ello es importante tener el cuerpo relajado y la mente tranquila, así como mucha práctica.

■ Comienza con los pies separados a la altura de la cadera. Respira hondo y sé consciente del peso de tu cuerpo. Luego, fija la vista en un punto lejano y pasa el peso a la pierna derecha, levanta el pie izquierdo y apóyalo en la cara interna del muslo derecho. Con las palmas juntas, levanta los brazos lo más que puedas. Procura estirar tu espalda.

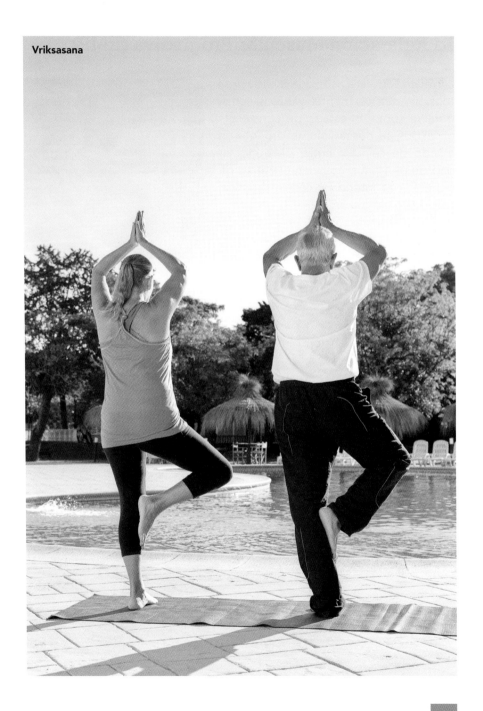

Vriksasana

La Relajación Muscular Progresiva (RMP)

La relajación está asociada a reducir la tensión física y/o mental, y puede considerarse como un estado de conciencia en el que se busca voluntariamente un estado de calma mental, de tranquilidad de pensamientos, con el efecto de generar paz interior y, con la práctica, felicidad y alegría.

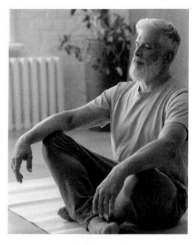

También es, asimismo, un estado del cuerpo en el que los músculos están en reposo y el organismo apenas consume energía. Disminuyen las pulsaciones cardíacas, la presión arterial y las ondas cerebrales.

A principios del siglo pasado (1938), Edmund Jacobson desarrolló la técnica de «Relajación Muscular Progresiva» (RMP), cuyas finalidades principales eran provocar una tranquilidad mental y un estado de autorregulación del organismo al suprimir las tensiones musculares.

Jacobson descubrió que, tensando y relajando sistemáticamente varios grupos de músculos y aprendiendo a atender y a discriminar las sensaciones resultantes de la tensión y la relajación, una persona puede eliminar, casi por completo, las contracciones musculares y experimentar una sensación de relajación profunda.

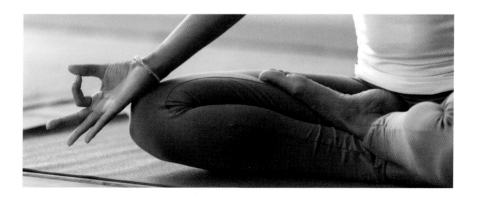

Efectos y beneficios

A nivel fisiológico, éstos son los efectos de la RMP:

- Reduce la tensión muscular tónica.
- Reduce la frecuencia e intensidad del latido cardíaco.
- Reduce la actividad del sistema nervioso simpático en general (músculos lisos, músculo cardíaco y glándulas de todo el organismo)
- Reduce la secreción de adrenalina y noradrenalina.
- Reduce la vasodilatación arterial.
- Reduce los cambios respiratorios (disminución frecuencia, aumento en intensidad, regulación del ritmo respiratorio).
- Reduce el metabolismo basal (valor mínimo de energía necesaria para que la célula subsista).
- Reduce los índices de colesterol e índices grasos en plasma.
- Incrementa el nivel de leucocitos.
- Incrementa el ritmo cerebral de frecuencia.

Dicho con otras palabras, sus principales beneficios son:

- Libera tensiones y contracturas musculares.
- Mejora la circulación.
- Disminuye la presión cardiaca.
- Mejora la función ventilatoria, gracias a la distensión muscular del diafragma y los músculos intercostales, y la relajación de los músculos esenciales del árbol bronquial.
- Disminuye espasmos gástricos.
- Mejora la digestión.
- Disminuye cólicos y disurias.
- Evita el gasto de energía innecesario.

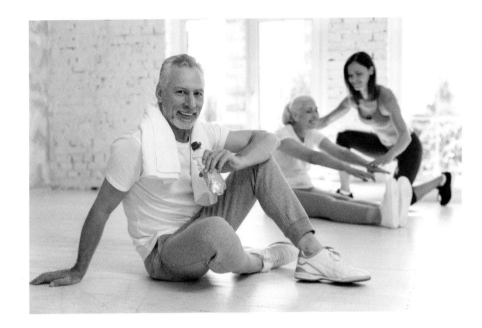

Consejos para realizar una buena relajación

■ Ser consciente de la importancia que tiene la práctica diaria de la relajación.

■ Adecuar la sala convenientemente: con penumbra, música, incienso, colchoneta para tumbarse, cojines y, sobre todo, con una temperatura agradable puesto que uno de los efectos más destacados cuando se entra en la relajación es el descenso de la temperatura corporal.

■ Asegurarse de que no habrá interrupciones.

■ Buscar la comodidad en la posición (ya sea en una postura sentada o bien en una postura tumbada) y llevar cuerpo y mente a un estado de total abandono.

■ Se empieza siempre con la respiración. Dirigir la atención al abdomen y tomar conciencia de la respiración sin intervenir ni modificarla.

■ Realizar una secuencia ordenada en sentido ascendente o descendente (empezando por manos y acabando por pies o viceversa) y procurar que sea siempre la misma.

■ Hacer un repaso mental de los músculos antes de empezar la relajación con el fin de detectar previamente las partes tensas.

■ No forzar demasiado el músculo, ya que puede ser molesto y/o perjudicial. Al tensar se pretende la distensión y no la contracción.

■ Al relajar hay que soltar el musculo de repente y no poco a poco.

■ Es recomendable imaginar los músculos que se están trabajando, es-
pecialmente al relajarlos, para notar como se siguen distendiendo tras
soltarlos.

■ Tomar conciencia de la agradable sensación de relajar cada músculo.

■ Identificar los cambios que se producen en los puntos de tensión al
cabo de una semana de practicar la relajación.

Técnica

Se debe:

■ Tensar el músculo de 2 a 5 segundos

■ Aflojar el músculo de 15 a 20 segundos A continuación detallamos las
principales partes del cuerpo implicadas en una RMP y como realizar los
correspondientes ejercicios de tensión-distensión:

■ Manos y antebrazos: apretar puños contrayendo manos, muñecas y antebrazos.

■ Bíceps: contraerlos empujando los codos contra el suelo (o respaldo
butaca).

■ Frente: elevar las cejas o arrugar la frente.

■ Parte superior de las mejillas y nariz: arrugar la nariz y los labios.

■ Parte inferior de las mejillas y mandíbula: apretar los dientes y forzar
una sonrisa tirando de la comisura de los labios hacia afuera.

■ Cuello y garganta: empujar la barbilla hacia abajo, como si se quisiera
tocar el pecho y, al mismo tiempo, hacer fuerza para evitar que toque,

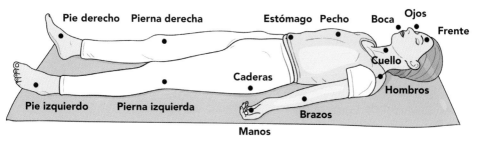

RELAJACIÓN MUSCULAR PROGRESIVA

de este modo se contraponen los músculos frontales y posteriores del cuello.

■ Pecho, hombros y parte superior de la espalda: arquear la espalda al inspirar, como si se quisiera juntar los omoplatos.

■ Región abdominal o estomacal: poner el estómago duro y tenso.

■ Muslos: estirar y elevar las piernas unos 20 cm del suelo, tensando y haciendo fuerza. Aguantar unos segundos. Para relajar soltar las piernas y dejarlas caer a peso.

■ Pantorrillas y pies: estirar bien las piernas y las puntas de los dedos.

Según el tiempo, la experiencia o capacidad que se disponga, se agruparán más o menos músculos a la vez. Se recomienda, inicialmente, realizar una relajación larga, de unos 16 grupos musculares (en cuyo caso se diferenciará izquierda y derecha para manos-antebrazos, bíceps, muslos, pantorrillas y pies) y, con el tiempo, pasar a una relajación de 4 grupos musculares (agrupando en un mismo movimiento ambos brazos, cabeza y cuello en otro, tronco y, finalmente, ambas piernas).

La relajación es una técnica que se aprende con la práctica, por lo que se obtendrán mejores resultados cuanto más se practique. Con una práctica regular se puede alcanzar un nivel en el que uno consiga relajarse adecuadamente en 5 ó 10 minutos. La relajación puede aplicarse en situaciones en las que se haya producido un grado de ansiedad elevado. La práctica de la relajación permite tener control de las situaciones, impidiendo que se produzcan los estados de ansiedad. La relajación física y el control mental están íntimamente relacionados, de manera que, cuando una persona está relajada, sus pensamientos se controlan mejor y pueden dirigirse convenientemente.

Es importante tener en cuenta que durante la relajación pueden aparecer sensaciones que nunca se habían sentido previamente. Algunas de las más frecuentes son:

■ Pesadez de alguna parte o de todo el cuerpo.
■ Ligereza en alguna parte o en todo el cuerpo.
■ Sensación de hormigueo en piernas o brazos.
■ Sensación de inmovilidad y de pérdida del control.
■ Sensación de abandono del cuerpo.
■ Ausencia de sensaciones.

Todas estas sensaciones pueden resultar muy agradables si se saben interpretar apropiadamente. Son consecuencia de la reducción de sensaciones musculares hacia las áreas sensoriales cerebrales o bien por la reducida respuesta muscular ante las órdenes procedentes de las áreas cerebrales motoras. Cuando los músculos están relajados, se activan menos receptores musculares por lo que la información que llega de esta parte del cuerpo al cerebro es menor. Esto se interpreta como ligereza, desconocimiento de la posición en la que se encuentra el cuerpo o ausencia de sensaciones corporales, pero hay que insistir en que estas sensaciones son una interpretación de nuestro cerebro de una situación: la relajación. Si se reconocen estas sensaciones como consecuencia de la relajación, entonces es cuando resultan placenteras y si somos capaces de recrearnos en las mismas, entonces podemos alcanzar un nivel de relajación todavía mayor.

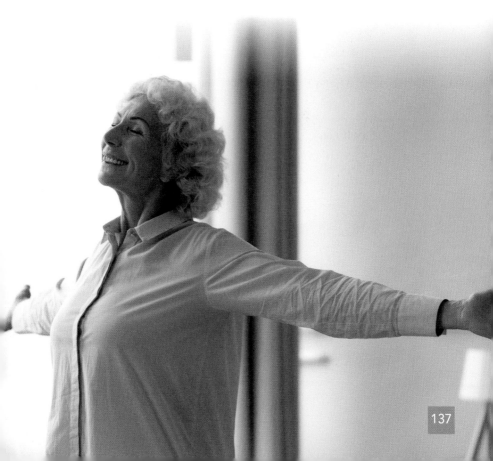

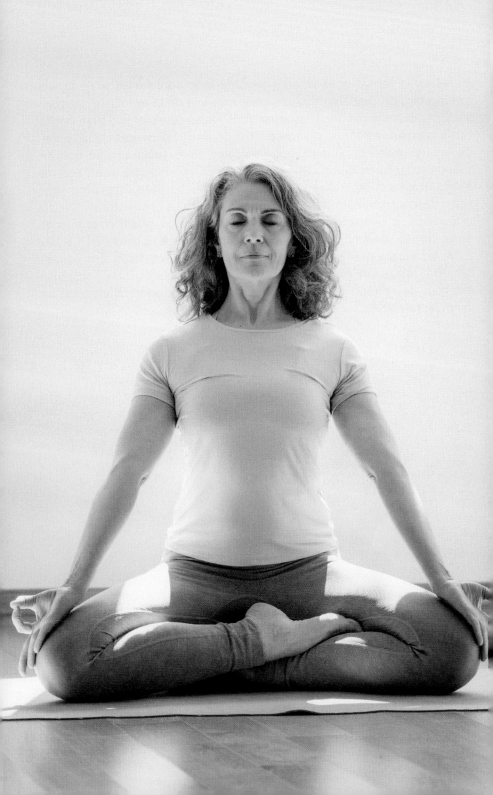

«Por dentro»: un trabajo personal interior

«El pensamiento se debe a dos causas: la respiración y las sensaciones. si se restringe una de las dos, la otra también se acalla».

HATHA YOGA PRADIPIKA

Y todo esto, ¿para qué? La idea es que, de los treinta mil días –¡o más!– que estaremos en tránsito por este planeta, podamos convertir en fructíferos todos los que podamos. Aceptar lo que la vida nos ofrece para disfrutar de bienestar y felicidad, trabajándonos por dentro y ayudando a los demás con este conjunto de técnicas.

Una vez que hayamos movido nuestro cuerpo lo suficiente para que pueda renovar fuerzas y serenarse, es cuando se puede comenzar el camino interior del yoga. Nos muestra cómo relajarnos en un mundo de continuas exigencias, cómo cargar nuestras «baterías» y encontrar nuestro descanso; nos muestra también la experiencia de la respiración profunda y reparadora, que además podemos graduar para animarnos o tranquilizarnos. Nos enseña a observar nuestro espíritu inquieto y a centrarlo para reunir y encauzar nuestra fuerza interior.

El camino interior nos conduce a la meditación, la meta final del yoga: nos encontramos completamente dentro de nosotros mismos, en el centro de nuestro ser.

Relajación y tranquilidad

Aunque el yoga surgió hace ya muchísimo tiempo, los problemas tan característicos de nuestra época no le son extraños. Es cierto que las causas originarias del estrés han ido cambiado a lo largo de los siglos, pero la estructura de nuestras mentes –que tienen que arreglárselas con estos problemas– sigue siendo la misma.

Calmar y tranquilizar la mente

Patanjali explica una y otra vez en sus Yoga Sutras que es nuestra mente la que nos inquieta en nuestro interior, y que sólo podremos encontrar la tranquilidad si aprendemos a controlarla y tranquilizarla. Si no controlamos nuestra mente, entonces ella nos dominará a nosotros. La mente influye todo nuestro Yo y ni siquiera el paso de los años ha aminorado demasiado. Por ejemplo, ¿qué he de hacer para causar la mejor impresión en esta o aquella situación? ¿cómo he de mostrarme, qué no he de hacer? ¿cómo actué aquella vez? ¿qué opinión tienen los demás de mí? ¿qué siente por mí esa persona? ¿soy realmente aceptado y amado?

Estas preguntas nos ocupan permanentemente, sea consciente o inconscientemente. Y puesto que apenas recibimos respuestas claras del mundo que nos rodea, hemos de vivir por lo general con sospechas e incertidumbre.

Los viejos maestros del yoga han reconocido muy bien la relación entre la causa y el efecto, y muestran una y otra vez cómo nos alejamos de nosotros mismos, cómo dejamos de sentirnos, hasta que un día ya no sabemos muy bien quiénes somos. Ya no estamos en nuestro interior, «con nosotros». En este estado todo nos produce estrés: cada responsabilidad, cada reacción procedente de nuestro entorno, cada pequeño fallo.

Esquemas de comportamiento

El primer paso que recomiendan los maestros del yoga, y también el más importante, es observar desde lejos y sin valoración alguna el propio comportamiento. Reconocer esquemas de comportamiento. Puede sonar excesivo, tratándose de personas mayores, pero lo cierto es que siempre, siempre, resulta muy útil.

Para ello puede venir bien un protocolo de estrés, que comenzaremos al empezar a concentrarte y a relajarte.

■ Observa con precisión y en la medida de lo posible qué ocurre exactamente contigo en esa situación, qué piensas, qué sientes y cómo reaccionas. Verás que algunos desencadenantes de estrés son propios, y por tanto evitables. A menudo es nuestro perfeccionismo lo que nos produce estrés.

También podemos trabajar el ser menos dependientes del reconocimiento externo.

El estrés de los demás

La relajación comienza siempre en la mente. Las tensiones y contracciones del cuerpo reflejan sólo el estado de la mente. Estamos acostumbrados intuitivamente a leer el lenguaje corporal de las personas que nos rodean, saber en qué estado de tensión o relajación se encuentran y solemos amoldarnos a esta situación. Si tenemos conciencia de ello podremos decidir hasta qué punto participamos en el estrés (de otras personas... y de nosotros mismos!).

Parece fácil, pero se requiere una práctica paciente y cuidadosa. Al cabo de un buen rato aprenderemos a observar cómo nos dominan estos esquemas. Y seremos capaces de interrumpirlos cada vez más a menudo, hasta que logremos impedir que aparezcan.

Relajar el cuerpo con... Savasana, la postura del ¡muerto!

La relajación se fomenta con determinadas posturas y ejercicios de respiración. La postura de relajación más conocida del yoga es la postura del muerto echado de espaldas, que hemos visto un momento en pág. 128.

Si el cuerpo es capaz de mantenerse quieto, la mente a menudo comienza a ajetrearse. Los pensamientos pasan por delante a toda prisa, nos invaden imágenes interiores, sueños diurnos, recuerdos. Y todos reclaman su parte de atención.

En el silencio de la postura del muerto, la inquietud de la mente ya no es reemplazada por la actividad del cuerpo y sale a la luz. Sin embargo,

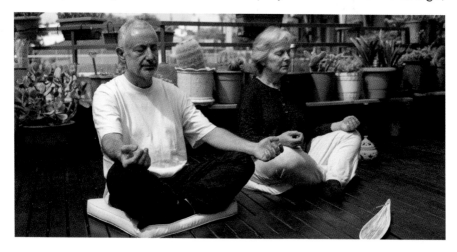

precisamente aquí está nuestra *oportunidad*: por fin encontramos el tiempo y la oportunidad de convertirnos en el observador de nuestra alma.

Con esta observación podemos reconocer lo que mueve, anima y ocupa a nuestro interior. A menudo nos afecta descubrir el modo de funcionamiento de nuestra mente, porque de pronto comprendemos lo poco que nos ayuda y lo mucho que nos insta y domina.

SAVASANA, LA POSTURA DEL MUERTO

■ De espaldas, pon los brazos al lado del cuerpo, con las palmas de las manos hacia arriba. ■ Empuja los hombros hacia abajo (hacia los pies) y hacia fuera. ■ Deja caer los pies ligeramente hacia fuera. ■ Cierra los ojos, retírate en tu interior.

■ Permanece echado sin inmutarte, como un muerto. Toma conciencia de las manifestaciones de la vida en tu interior. Percibes los latidos del corazón, el pulso de la sangre en tus venas, los movimientos digestivos. Observas el ir y venir de la respiración. ■ Retira la atención al cuerpo y llévala hacia la frente. ■ Observa en qué estado se encuentra la mente y el ánimo. Toma conciencia de cuáles son los pensamientos, las sensaciones, los recuerdos, los planes. Las imágenes que te pasan en este momento por la cabeza.

■ Al cabo de un rato, ayuda a tu mente a relajarse (imaginando que se reclina, se echa o descansa con cada espiración). ■ Relaja tu interior y tu mente cada vez un poco más con cada espiración.

Sigue así durante varios minutos. ■ Nota cómo tu cuerpo se funde cada vez más con... el suelo, y cómo tu mente cae en un estado a caballo entre la lucidez y el sueño.

■ Después de unos minutos, comienza lentamente a repantigarte, estirarte y extenderte. Abre los ojos y ponte erguido. ■ Antes de levantarte, permanece 1 ó 2 minutos sentado para que la circulación sanguínea se pueda acostumbrar a «salir» de la postura.

Consejos prácticos

■ Si tienes dolores en la espalda, pon un cojín debajo de las rodillas o de las piernas flexionadas. Si la nuca se contrajera y se estirase hacia arriba, pon un cojín estrecho debajo de la cabeza.

■ En el caso de que tuvieras frío, ten a mano una manta. En caso de una presión sanguínea demasiado elevada o baja es de buena ayuda una al-

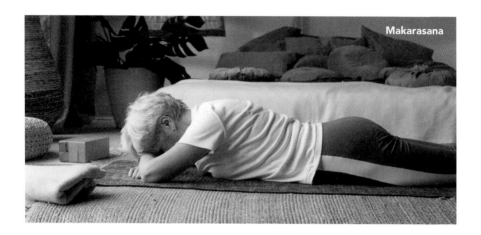

Makarasana

mohada debajo de la cabeza. Para ayudar a un corazón débil (insuficiencia coronaria), basta con mantener el cuerpo un poco más elevado.

Precaución. Esta postura es poco aconsejable después de una bronquitis, sobre todo si, echado de espaldas tosieras todo el rato, o si sintieras miedo (¡abrir los ojos y erguirse!).

Variante para cargarte de energía

La postura del delfín (Makarasana). ■ Boca abajo, separa ligeramente las piernas y gíralas hacia fuera para que los tobillos internos apunten hacia el suelo. ■ Estira las piernas desde las articulaciones de la cadera, y después déjalas descansar relajadamente. La leve sensación de tensión en estas articulaciones es normal y desaparece completamente con el tiempo. ■ Agarra los hombros con las manos o los antebrazos cruzados y deja caer la frente sobre la parte superior del antebrazo. ■ Estira los brazos con/desde las articulaciones de los hombros y después déjalos descansar relajadamente. ■ Cierra los ojos. En el caso de que esta postura te provoque la sensación de tener contraída la espalda, pon un cojín no muy grueso o una manta doblada debajo del abdomen. Permanece en esta postura durante unos 10 minutos. ■ Con cada respiración déjate caer cada vez más hacia el suelo y relaja la mente. ■ Para abandonar la postura de relajación, colócate sobre el costado y sigue así echado un ratito más, antes de erguirte nuevamente.

Relajar el cuerpo y la mente a través de la respiración

Una prolongación de la respiración produce en la mayoría de las personas un efecto relajante. Para prolongar la espiración se pueden estrechar las vías respiratorias, espirando por la boca y pronunciando un tono (fffff, sssss, shshsh, wwwww) o susurrando.

■ Otra posibilidad consiste en sincronizar la respiración con el movimiento (por ejemplo elevando los brazos durante el transcurso de la inspiración, y bajándolos durante la espiración).

Lo más sencillo y efectivo para la relajación son los ejercicios de respiración que implican el uso de la voz.

De espaldas. ■ Echado de espaldas, flexiona las piernas y colócalas en el suelo. Fíjate en tener suficiente espacio detrás. ■ Coloca los brazos al lado del cuerpo y espira. ■ Conduce los brazos estirados (inspirando) por arriba hacia atrás, como una prolongación al cuerpo. Sigue un momento en esta postura, conteniendo la respiración. ■ Conduce lentamente, y de nuevo espirando y susurrando a la vez, los brazos al lado del cuerpo. ■ Controla las respiraciones ¡no las aumentes más de lo necesario! ■ Haz un pequeño descanso sin tomar aire.

■ Sigue conduciendo los brazos (inspirando) para convertirlos en la prolongación del cuerpo y, espirando y susurrando, vuelve a colocarlos en su lugar originario.

■ Después de varios minutos, finaliza el ejercicio con una espiración; posteriormente, comprueba las sensaciones que acabas de experimentar.

Sentado. ■ Siéntate con la espalda recta (ver página 127). Pon atención a tener suficiente espacio en los costados para los brazos. ■ Espira. ■ Conduce (inspirando) los brazos estirados desde delante hacia arriba. Permanece en esta postura durante un rato, conteniendo la respiración. ■ Conduce lentamente (espirando y susurrando) los brazos estirados por los costados de nuevo hacia abajo.

■ Respeta la cantidad de respiraciones y no la aumentes más de lo necesario. ■ Haz un pequeño descanso sin tomar aire. Sigue elevando

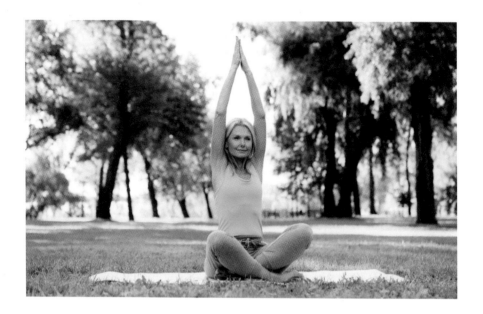

(inspirando) los brazos desde delante hacia arriba y bajándolos (susurrando) por los costados. ■ Finaliza el ejercicio después de varios minutos con una espiración, y comprueba las sensaciones que acabas de experimentar.

Relajar la mente

En el caso de padecer a menudo tensiones en la nuca, practica regularmente al siguiente ejercicio, que también ayuda en caso de que la mente se haya estancado en un problema sin saber salir de él, cuando estemos realizando mentalmente un gran esfuerzo y se bloquea (por ejemplo cuando no se recuerda una palabra o cuando de repente, la mente se queda en blanco). Además, a muchas personas este ejercicio les ayuda a conciliar el sueño.

Relajar la región frontal
■ Elige cualquier postura. ■ Concéntrate en la región frontal. ■ Toma conciencia del estado mental y espiritual en el que estás. ¿Cómo vas

de ánimos? Observa qué pensamientos, sentimientos, sensaciones, recuerdos, proyectos e imágenes interiores te pasan por la cabeza. Mantente en el papel de observador. Evita intervenir en la corriente de la actividad mental (nada de corregir o comentar). ■ Toma conciencia de cómo lo que piensas y sientes «colorea» tu mente e influye en tu estado de ánimo.

■ Para relajar la mente, comienza a concentrarte con cada inspiración en un punto de la parte central de la frente. Concentra toda tu atención, conteniendo la respiración, sobre este punto hasta notar que ya te fatigas. ■ Espira con la sensación de estar relajando la mente desde la parte central de la frente. Durante este proceso, puedes ayudarte imaginando cómo se reparte la energía mental con cada espiración por toda la región frontal y cómo la mente se recuesta y descansa. Descubre tus propias imágenes interiores para que te ayuden a tranquilizar tu mente.
■ Repite varias veces el proceso de encoger durante la inspiración y el de soltar durante la espiración. ■ A continuación permanece así durante otro rato, tomando conciencia, en silencio, de la relajación que experimentas en la región frontal.

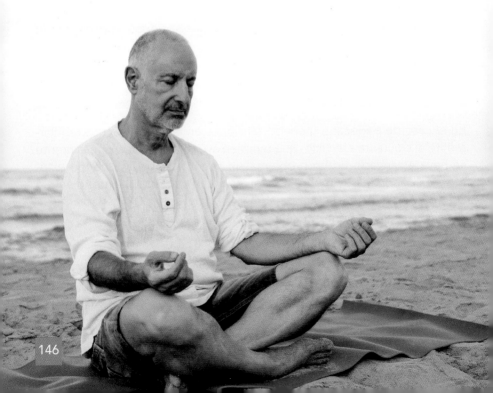

Concentración y meditación

No hay manera de sujetarla: nuestra mente está en continuo movimiento. Su estado
equivale a menudo a una autovía durante
las horas de más tráfico: los pensamientos
se agolpan durante la hora punta en nuestra cabeza y empujan como coches, a veces
rápidos, a veces lentos. Los pensamientos
centran nuestra atención en ocasiones en
direcciones diferentes, y a veces también
en varias a la vez, cuando hay varios pensamientos que nos mantienen ocupados al
mismo tiempo.

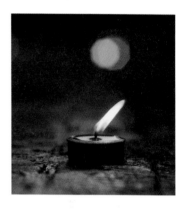

Para muchos forma parte de su vida diaria profesional, en la que han
de realizar un sinfín de tareas a la vez (en ocasiones, cuando nuestro estado ya no puede afrontar la situación, decimos un «ya no sé ni dónde
tengo la cabeza»…).

Una mente dispersa

Este estado es comparable al intento de querer sostener muchas cosas
a la vez con una sola mano: no somos capaces de agarrar nada bien y
pronto se nos caerán las cosas. En esos momentos, en los que muchas
cosas nos invaden al mismo tiempo, tendemos a ser insensatos, confusos
y dispersos. Nos olvidamos de algo, reaccionamos de forma descuidada
ante las personas que nos rodean, y tenemos dificultades para concentrarnos en una misma cosa.

Al final de un día así estaremos agotados mental y también físicamente, pero entonces, curiosamente tenemos dificultades para dormir bien,
porque no somos capaces de «desconectar». Lo normal entonces será
dormir agitados, sin descanso real. Que este estilo de vida sea a la larga
perjudicial para la mente y el cuerpo no debería sorprendernos.

Sin embargo, todos tenemos la capacidad innata de concentrarnos y
de mantener un cierto grado de lucidez mental. Y además… conviene no
perder los sentidos, como ocurre ahora. Sentirnos a nosotros mismos es
tan importante porque sólo de esta forma sabemos que estamos vivos.
Y con el paso de los años, las personas que hayan perdido este hilo con-

ductor hacia sí mismos buscan a su alrededor emociones más fuertes… o bien viven un estado de profunda insatisfacción.

Aprender a concentrarse de nuevo

El camino tiene que conducir hacia lo suave, delicado y hacia la percepción interior, en la que podemos concentrar y dirigir atención. La palabra en sánscrito para *concentración* (*Dharana*) significa que sólo hay que sostener una sola cosa en la mano. Esta sola cosa la podemos controlar bien; si nos ocupamos de una sola cosa, seremos capaces de entenderla y reconocerla.

Necesitamos tiempo y paciencia para aprender de nuevo a concentrarnos. Nuestra mente intentará cada vez, sobre todo al principio, escapar de la concentración para mantenerse abstraída como de costumbre. Por eso ha de ser entrenada.

La mente sólo puede hospedarse en su «hogar físico»: sólo en este espacio interior puede descansar, reponerse, regenerarse y tranquilizarse.

De la concentración surge la meditación

Lentamente surge lo que el yoga denomina meditación. Se trata de ver y reconocer las cosas cada vez más y más en su esencia. Una mente inquieta y activa califica todo continuamente, compara y clasifica con ello a cada persona y cada cosa como agradable o desagradable, como buena o mala. Sin embargo, una mente abstraída puede observar las cosas desde la distancia y alejarse cada vez más de las distorsiones provocadas por nuestras experiencias, esperanzas y convicciones.

La meditación no se puede hacer. Sólo podemos crear las condiciones para ella retirando y centrando nuestra mente en nuestro espacio interior. Esto es concentración: requiere un continuo esfuerzo de voluntad para que podamos mantenerla.

La visión distorsionada que tenemos de nosotros y del mundo representado por nuestras opiniones, valoraciones y puntos de vista es considerada por el yoga como la causa principal de nuestro mal. Por eso la meditación adquiere un valor enorme, porque sólo a través de ella somos capaces de deshacer nuestros esquemas de pensamiento y de comportamiento, y de reconocer y aceptar nuestra vida en su esencia. Ya no nos perdemos tan fácilmente y ya podemos permanecer en nuestro interior cuando nos enfrentemos a las numerosas (y a menudo controvertidas) tareas de la vida moderna.

Consejos prácticos para los ejercicios

La concentración no se puede hacer o forzar. Si lo intentas, descubrirás que tu mente se opondrá de forma terca y obstinada. La concentración sólo puede ser practicada lenta y cuidadosamente.

◆ Haz los primeros ejercicios durante un breve espacio de tiempo, prolongando el tiempo de ejecución poco a poco.

◆ Pon atención siempre a relajar la mente.

◆ Practica, hasta donde puedas, todos los ejercicios que explicamos. Elige luego aquéllos que te diviertan, que menos esfuerzo te supongan y más te favorezcan.

◆ Puedes practicar los ejercicios en cualquier momento: cuando haces una «pausa para reflexionar» durante una actividad mental exigente, o a continuación de las asanas. Los ejercicios de concentración son muy buenos después de los de respiración.

◆ Hazte las cosas fáciles. Busca en tu vida diaria tareas u ocupaciones en las que te sea fácil concentrarte (por ejemplo, tareas relacionadas con la jardinería, la cocina, jugar con el perro) y practícalas con regularidad. Vuélcate totalmente en estas tareas, ¡abstráete! Observa lo despejada y tranquila que está tu mente después.

Centrar la cabeza

La concentración en la región frontal

■ Siéntate (ver página 76) o ponte de espaldas, concentrándote en el espacio que se encuentra sobre las cejas. ■ Toma conciencia de la extensión de este espacio. ■ Observa cómo sientes la frente. ¿Cómo está tu mente de despejada? ¿Cómo de animada: alegre o triste, ligera o pesada, optimista o preocupada? Relaja en especial tu región frontal hasta donde te sea posible. ■ Permanece durante 1 ó 2 minutos con esta sensación de relajación. Cuando te vengan pensamientos, sensaciones y recuerdos o imágenes interiores a la cabeza, deja que pasen de largo como nubes en el cielo. ■ Una vez que tu atención comience a cansarse, finaliza esta visión interior y extiéndete plácidamente.

La concentración en tu punto inicial en el centro del cráneo

Éste también es un ejercicio clásico de concentración del yoga. Tu punto inicial se encuentra exactamente ahí, donde percibimos el centro del cráneo. La mayoría de las personas lo sienten aproximadamente a la altura de la base de la nariz, debajo del vértice del cuerpo.

Lo normal es que este punto «responda» cuando se busca durante un rato.

Algunas tradiciones lo relacionan con la glándula pineal, pero en realidad no corresponde a ninguna parte del cuerpo. Se trata más bien de la parte o refugio al que regresa la mente. Ahí puede morar, descansar y permanecer sin ser molestada.

Necesitarás un tiempo hasta que tu mente haya entendido que le estás creando una morada para descansar y que se puede retirar allí para regenerarse, abstraerse y tranquilizarse. Sin embargo, si la invitas una y otra vez a ir allí y a sentirse bien, se convertirá en una costumbre agradable que ya no podrá rechazar.

■ Concentra la atención en el espacio superior de las cejas. ■ Observa cómo se siente la parte frontal. ¿Cómo de despejada está tu mente? ¿Cómo de animada? ■ Relájate a lo ancho, alto y profundo en la región

Lanzarle un lazo a la mente

Cada vez que sientas que la atención se ha ido a otra parte, «lanza un lazo» a tu atención, haz que regrese a lo que sea objeto de concentración. A veces tendrás que lanzar este lazo en innumerables ocasiones, ya que la mente se distrae una y otra vez.

Observa entonces atentamente a dónde va y de qué te quieres ocupar con tanta urgencia. A veces te encontrarás así con temas interiores que realmente importan y necesitan ser atendidos. Otras veces, la mente encontrará el tema elegido demasiado fatigoso, demasiado aburrido o demasiado polémico. Oblígala entonces, con paciencia y tesón, a que regrese. La mente vuelve de esta manera «a casa»; vuelve en sí.

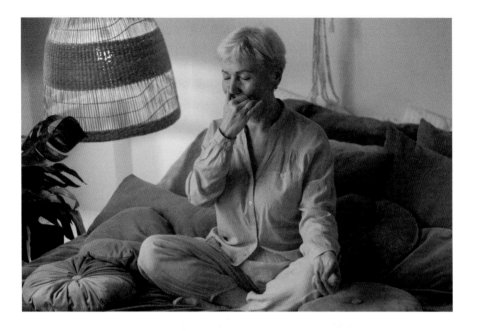

frontal. ■ Mantén 1 ó 2 minutos esta sensación de relajación. Cuando te vengan a la cabeza pensamientos, sensaciones, recuerdos o imágenes interiores, deja que pasen de largo como nubes en el cielo.

■ Centra toda la concentración en el centro de la región frontal. ■ Retírate aún más hacia el interior, hasta el centro de la región del cráneo, ahí, donde percibas el centro. ■ Relájate en este espacio interior. Encuentra una imagen interior que te ayude a imaginar que tu mente se dispone a reclinarse y a descansar.

■ Una vez que quieras orientar la mente hacia fuera de nuevo, vuelve primero con la percepción de la totalidad de la región frontal y relájate de nuevo por un instante en este espacio interior.

■ Es entonces cuando tomas conciencia de la totalidad del cuerpo y cuando te estiras, holgada y plácidamente.

Sentir cada rincón del cuerpo

El yoga ayuda a conocer también, desde el punto inicial, la concentración dirigida a todo el cuerpo, al espacio superior a la cabeza y al espacio que rodea al cuerpo. Si escuchamos con atención estos espacios entenderemos que cada uno se siente de una forma distinta. Sus vibraciones son diferentes: a veces más fuertes, otras veces más suaves. El ambiente de estos espacios varía siempre en función de nuestros propios sentimientos y de los de las personas que nos rodean, o del ambiente del lugar en el que nos encontramos.

Aunque el objetivo inicial de estos ejercicios sea descubrir los espacios interiores para liberarlos y que se sientan más vivos, «auscultar» y adentrarse en estos espacios desarrolla también la capacidad de concentración.

Desde dentro. El interior del corazón

Un espacio que desde siempre les llega más al corazón a los yoguis (en el más estricto sentido de la palabra) es la región coronaria. Ellos ven, a través de la paz del propio corazón, la posibilidad de crear alrededor un ambiente pacífico en el que nosotros mismos y las personas que nos rodean podamos encontrarnos bien.

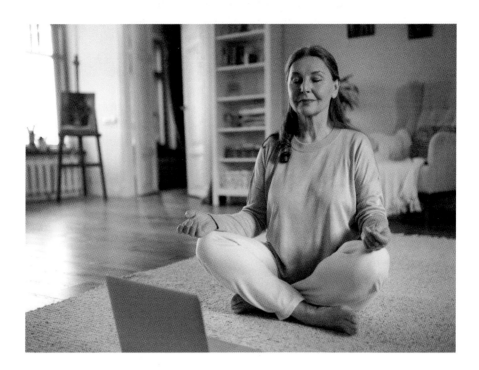

Aquí la meta es desarrollar la fuerza del corazón y aprender a «ver con los ojos del corazón». Se trata de la observación afectuosa de nosotros mismos, de cada persona y de cada ser.

Este ejercicio que sigue te ayudará cuando estés desanimado, o cuando se te «caiga el mundo encima».

Convertirás las preocupaciones, la rabia y el odio en sentimientos más pacíficos, que nos permitirán ver de nuevo a las personas y a las cosas con más comprensión y nos ayudarán a cambiar nuestro comportamiento.

■ Siéntate en la postura que más te guste. ■ Retira las percepciones hacia el interior del cuerpo. ■ Relájate durante varias respiraciones y, con cada una de ellas, todo el cuerpo desde dentro hacia fuera.

■ Concéntrate en la región coronaria. Desarrolla allí una sensación de bienestar y simpatía. Únete a las imágenes interiores o con las sensaciones que te ayudan a que el corazón se «caliente». ■ Deja surgir, poco a poco, la sensación de riqueza: riqueza en simpatía y en bienestar.

■ Proyecta estas sensaciones primero hacia ti mismo: obsérvate con mimo y con regocijo. ■ Comparte ahora esta riqueza con el mundo, desparramándola en todas las direcciones. ■ Refúgiate con cada inspiración en la región coronaria. Fúndete con la fuerza del corazón y el sentimiento cálido y fluido de la simpatía.

■ Dirige estos sentimientos con cada espiración, primero hacia delante, luego hacia la derecha, hacia abajo, hacia arriba y al final hacia todas las direcciones a la vez. ■ Refúgiate de nuevo con cada inspiración en la región coronaria.

■ Repite este proceso varias veces. ■ También puedes unir esta corriente de sentimientos pronunciando el sonido "OM".

■ A continuación sigue durante un rato percibiendo tranquilamente la paz, el calor y la amplitud de tu corazón.

Concentrarte con ayuda de los ojos

Mientras nuestra mente vague, intranquila, de un lugar a otro, nuestros ojos se mueven. Si fijamos la mirada, también fijaremos la mente. Esto no es tan sencillo, ya que estamos acostumbrados a mover continuamente los ojos y a abrirlos y a cerrarlos rápidamente para limpiarlos y repartir la secreción lacrimal.

Se necesita fuerza de voluntad y concentración para poder llevar a cabo estos ejercicios, aunque sea unos pocos minutos, pero el esfuerzo merece la pena, porque si se practica regularmente, la capacidad de concentración crece notoriamente; además, mejora la circulación sanguínea de los ojos.

Precaución. No practiques demasiado tiempo ni demasiado intensamente, ya que de lo contrario te puede doler la cabeza.

Fijar la mirada (Trataka)

En este ejercicio, conocido también como «tratak», se mantiene fija la mirada en la llama de una vela sin mover los ojos. Es a la vez un ejercicio de concentración y de purificación. Después de mirar un rato, sin pestañear, comienzan a llorar los ojos. Aguanta un poco más hasta que los ojos lloren con más fuerza: las lágrimas humedecen y aclaran los ojos. Después, la mirada será clara y «limpia», y la mente permanece tranquila.

■ Apaga la luz de la habitación o practica por la noche. Coloca la vela a unos 50 cm delante de ti en el suelo, y enciéndela. ■ Sentado en una postura que hayas elegido, fija la mirada en la vela sin mover los ojos o sin pestañear. Mantén quietos los ojos hasta que comiencen a caer lágrimas. Mantén la mirada fija en la llama durante varios minutos más sin pestañear. ■ Cierra los ojos. ■ Frótate las palmas de las manos hasta que estén calientes. Ahora ponlas sobre los ojos y nota el calor que le están radiando. ■ Relaja los ojos, con la sensación de que te estás reclinando plácidamente en sus cavidades.

Fija la mirada, con la mente tranquila y concentrada,
en un objeto muy pequeño
hasta que corran las lágrimas. Esto es lo que los sabios llaman trataka.
Cura enfermedades de visión y evita la somnolencia.
El trataka ha de ser mantenido en secreto como un tesoro.

HATHA YOGA-PRADIPIKA

Apéndice
Los beneficios del yoga para gente mayor

¿Por qué el yoga para mayores es tan beneficioso?

El yoga es, como ya hemos comentado, una disciplina que busca tomar conciencia de la unión existente entre cuerpo, mente y espíritu. Es un sistema holístico que trabaja a todos los niveles. Mediante la práctica de diferentes técnicas, nuestro cuerpo va desarrollando cualidades que nos pueden ayudar a obtener una buena salud.

El yoga es para todos: sanos, enfermos, discapacitados, gente mayor, niños... todo el mundo lo puede practicar, porque el yoga se adapta a las necesidades de cada persona, tengamos o no un buen estado físico.

Los beneficios del yoga son múltiples: con las asanas aumentamos la flexibilidad y fortalecemos nuestro cuerpo; con las técnicas de meditación sosegamos nuestra mente y encontramos armonía interior y con los ejercicios de pranayama desarrollamos nuestra capacidad respiratoria, a la vez que nos ayuda a mantener un estado de calma y estabilidad emocional recargando nuestras reservas de energía.

Hallaremos un sistema duradero para mantener la salud y fomentar una sensación de bienestar y realización personal.

La práctica del yoga supone a las personas mayores grandes beneficios, ya que es una disciplina que no requiere de movimientos bruscos ni de gran actividad física y que se acopla a cada persona sin sobrepasar nunca sus límites. Tanto para los principiantes, como para los practicantes habituales, los ejercicios son gratamente beneficiosos.

Como decimos, los beneficios son muchos, vamos a ver los más importantes para las personas mayores.

Flexibilidad y tonicidad muscular

Con el paso de los años, el cuerpo humano tiende a perder flexibilidad y tono muscular, se vuelve rígido y hay una disminución del movimiento. Los huesos se vuelven más frágiles y los músculos pierden tono.

Con la práctica habitual del yoga corregiremos problemas posturales así como futuras lesiones, ya que aumenta el nivel de flexibilidad de las articulaciones y fomenta el fortalecimiento de los huesos. El aumento de flexibilidad produce en el organismo algunos beneficios colaterales, como:

- incrementa en el radio de acción de movimientos.
- ayuda a prevenir lesiones, como desgarramientos, distensiones…
- aumenta la posibilidad de soportar caídas con menor riesgo de lesiones.

Disminución de dolores crónicos

En personas mayores es frecuente sufrir dolores crónicos provocados por enfermedades como artritis, artrosis, osteoporosis, dolores reumáticos y también inflamación de las articulaciones con dolores espontáneos, o coincidiendo con los movimientos de éstas.

La columna vertebral es un punto doloroso también habitual, ya que con los años el cuerpo humano tiende a encorvarse provocando una mala postura.

Las asanas constituyen un buen apoyo preventivo para los dolores. Un gran número de personas de la tercera edad lleva una vida demasiado sedentaria que se incrementa a causa de sus dolencias, provocando un empeoramiento de su estado de salud.

Con la práctica de las posturas se ha demostrado que hay una mejor lubricación de las articulaciones y un fortalecimiento de la masa ósea, reduciendo o mejorando el dolor de los pacientes afectados por alguna dolencia.

La meditación también es un gran aliado: ayuda a ser más consciente del dolor que se tiene y reduce la ansiedad provocada por el sufrimiento.

Hipertensión

La hipertensión es una enfermedad crónica caracterizada por un incremento continuo de la presión sanguínea en las arterias. Es el factor de riesgo más importante para desarrollar enfermedades cardiovasculares, así como enfermedades cerebrovasculares y renales.

Mucha gente de la tercera edad sufre esta enfermedad y por eso es tan importante detectarla a tiempo para administrar los tratamientos necesarios.

Hay diversos factores que pueden elevar la presión sanguínea, como la dieta, el peso y la predisposición genética.

Hoy se sabe que los pacientes que sufren hipertensión pueden reducir considerablemente su presión arterial sistólica realizando varias sesiones de yoga a la semana. Los investigadores opinan que la respiración lenta y controlada inherente a la práctica del yoga, disminuye la actividad del sistema nervioso, lo que ayuda a controlar los niveles de presión arterial.

Sueño

Las personas mayores tienen a menudo muchas dificultades para conciliar el sueño y mantenerlo.

Los problemas de insomnio pueden ser agudos (a corto plazo) o crónicos (largo plazo). Y suelen estar provocados por situaciones de estrés cotidianos o bien por algún tipo de enfermedad, medicamentos, incomodidad emocional o física, problemas medioambientales…

Cuando el insomnio se vuelve crónico, afecta a nuestra salud física y mental, nuestro organismo se vuelve mas rígido y tenso, ya que necesita de unas horas de sueño para recomponerse y levantarnos descansados.

El yoga puede ayudarnos a reconciliar el sueño: mediante diversas asanas podemos disminuir la tensión muscular y lograr una buena relajación corporal.

Con la práctica del pranayama y la meditación promovemos una respiración más pausada y lenta, al incrementar los niveles de dióxido de carbono (CO_2), provocamos una sedación natural en nuestro organismo. Todo ello ayuda a conciliar mejor el descanso y a gozar de un buen estado de ánimo.

Mejora del equilibrio y la postura

A medida que envejecemos nuestra corporalidad y motricidad se debilitan, el sistema motor se ve afectado y nuestras habilidades motrices se deterioran, provocando un aumento de desequilibrio en nuestro cuerpo. Todo ello puede hacer difícil el caminar y realizar otras actividades de la vida cotidiana.

Una de las consecuencias más graves de la disminución del equilibrio en la tercera edad son las caídas, provocando fracturas de hueso e incluso lesiones más graves.

Es muy importante mantener una actividad física (en este caso con la ayuda del yoga), ya que los ejercicios mejoran la fuerza y aumentan la masa muscular, ayudando a mejorar la movilidad y disminuyendo el riesgo de sufrir caídas.

Al tratarse de ejercicios suaves, el yoga es ideal en estos casos, porque resulta altamente beneficioso para la gente que lo practica. La autonomía de movimiento que les brinda el yoga les proporciona seguridad y estabilidad física, muy importantes para poder mantener su vida cotidiana.

Mejora las relaciones

La soledad en uno de los grandes enemigos del bienestar en la gente mayor, pues puede conllevar a un declive, no sólo del estado físico sino también del estado emocional.

La sociedad actual ha dado un giro importante en las últimas décadas, los valores de la familia se ven cada vez más afectados por la modernidad y nuestro ritmo de vida provoca muchas veces que se sientan solos y prescindibles, llevándoles a una baja autoestima.

Salud y bienestar se relacionan íntimamente, por ello promover unas buenas relaciones sociales será gratamente beneficioso para sus enfermedades.

El yoga les proporciona el espacio de seguridad y autoconfianza necesarios para desarrollar la capacidad de relacionarse con otras personas. Experimentar alegría y felicidad, descubriendo que pueden disfrutar de sensaciones que tenían ya olvidadas compartiéndolas con la gente de su alrededor. Un tiempo lúdico dedicado a ellos por completo, donde olvidar sus preocupaciones y molestias, despertando en las personas mayores el deseo de la práctica porque encuentran en ella una diversión.

Problemas respiratorios

En la vejez se producen cambios en el sistema respiratorio:

■ Disminuye la superficie alveolar, provocando una cavidad pulmonar inferior.
■ Las vías aéreas tienden a la obstrucción.
■ Las cajas torácicas son mas rígidas debido a problemas degenerativos.

Todo ello produce un mayor esfuerzo respiratorio y la actividad física diaria resulta mucho más pesada, incrementando el gasto de energía.

Con el pranayama, el yoga nos enseña la importancia que tiene nuestra respiración para nuestro cuerpo interior.

Una respiración profunda y completa nos oxigena por dentro, eliminando tensiones musculares y revitalizando los órganos para su mejor funcionamiento. A la vez promueve una serenidad y relajación del sistema nervioso, calmando nuestros pensamientos y energetizando nuestro cuerpo.

Aumento del sistema inmune

El envejecimiento se asocia a una serie de cambios en el sistema inmune del individuo, que en conjunto se conocen como Inmunosenescencias (disminución de la respuesta inmune).

Existen numerosos estudios que demuestran que el yoga mejora la función inmune, entre ellos uno de la Universidad de Oslo (Noruega) llevado a cabo por el investigador Fahri Saatcioglu. En éste se demostró que un programa de yoga integral produce rápidamente más cambios internos a nivel genético, comparándolo con otras actividades físicas.

Los resultados mostraron que mediante la sesión de yoga se activaron 111 genes vinculados al sistema inmune, en contra de los 40 que se activaron en las otras actividades.

El yoga proporciona una conexión entre el cuerpo y la mente, y como consecuencia estas trasformando no sólo el cuerpo físico sino todas tus conexiones mentales.

Toda clase de beneficios...

Encontraremos también un gran abanico de beneficios del yoga. Cada persona iniciará la práctica para resolver aquello que más le preocupe. El yoga no es milagroso, pero puede utilizarse como placebo ante muchas adversidades, cada cual encontrará su camino para hacer de esta técnica su rutina de salud.

- alivio de la ansiedad, depresión, estrés...
- mejora el funcionamiento del sistema digestivo
- ayuda en el tratamiento de enfermedades crónicas o degenerativas
- mejora dolores de espalda y la mala circulación
- reduce el volumen corporal
- mejora la concentración

Para saber más

LIBROS
Austin, Miriam. *Yoga y estiramientos para todos*. Ed. Océano.
Centros de yoga Sivananda. *Yoga y cocina*. Ed. Integral.
Iyengar, B.K.S., *El árbol del yoga*. Ed. Kairós.
Sivananda Yoga. *El nuevo libro del Yoga*. Ed. Integral.
Vishnu Devananda, Suami. *El libro del yoga*. Alianza editorial.

Gracias a mi padre, mi madre y mi hermano, quienes han sido,
son y serán mis verdaderos maestros.

«Siempre hay flores en el mundo, para quien lleva un jardín en el alma».

En la misma colección:

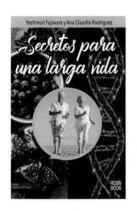 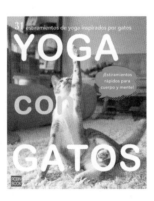 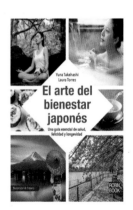

**Descubre a través de este código QR todos
los libros de Nutrición & Fitness**